Sanità 4.0

La Nuova (R)evoluzione

Enrico Guardelli

Copyright © 2024 Enrico Guardelli

Tutti i diritti riservati

Alcune parti del libro non possono essere riprodotte, archiviate in un sistema di recupero o trasmesse in qualsiasi forma o con qualsiasi mezzo, elettronico, meccanico, fotocopiatura, registrazione o altro, senza l'espresso consenso scritto dell'editore.

Idea di copertina di: MedTechBiz

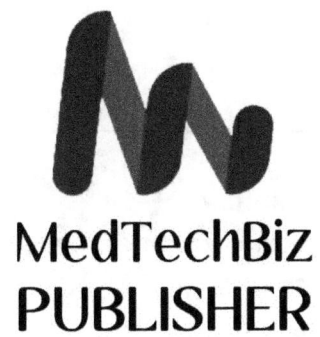

Sanità 4.0 - La Nuova (R)evoluzione

Sommario

Sommario	3
Introduzione	**5**
La Rivoluzione Nella Sanità 4.0	**8**
Salute Digitale: Concetti, Fondamenti e Sfide	**19**
Il "Viaggio del Paziente"	**28**
Tecnologie Sanitarie Digitali	**45**
Telemedicina	48
Dispositivi medici e Internet delle cose (IoT)	51
Fascicolo Sanitario Elettronico (FSE)	54
App per la salute	57
Dispositivi Indossabili e Intelligenti	60
Formazione, Istruzione e Cultura Organizzativa	**63**
Salute Digitale in Contesti Diversi	**69**
Storie di Successo e Casi di Studio	76
Intelligenza Artificiale in Medicina	80
Big Data	95
Blockchain	100
Chirurgia Robotica	105
Leggi Sulla Protezione dei Dati Sanitari	**112**
GDPR	120
HIPAA	124
LGPD	129
PIPEDA	131

Privacy Act	134
Le Sfide della LGPD	136
Misure Di Sicurezza e Rischi Per La Sicurezza Informatica	**142**
Startup e Medtech in Medicina	**152**
Interoperabilità dei Dati in Sanità	**160**
Centro di Comando	**169**
Open Health	**179**
La Maturità Digitale nelle Istituzioni Sanitarie	**201**
Conclusione	**205**
Glossario dei Termini Tecnici	**208**
Riferimenti bibliografici	**210**
Libri e articoli accademici.	210
Articoli di riviste e giornali	216
Rapporti e documenti ufficiali	217
Risorse online e siti web	218
Conferenze e simposi	221
Legislazione e regolamentazione	222

Introduzione

Nel panorama sanitario dinamico e sempre più interconnesso, la tecnologia gioca un ruolo fondamentale nella trasformazione e nell'evoluzione dell'assistenza sanitaria.

Dall'avvento delle cartelle cliniche elettroniche allo sviluppo di app di monitoraggio sanitario, la salute digitale ha rivoluzionato il modo in cui i pazienti ricevono assistenza e il modo in cui gli operatori sanitari la forniscono.

In questo libro esploriamo le complessità e le promesse della salute digitale, entrando in un mondo in cui innovazione tecnologica e medicina si fondono per creare un futuro entusiasmante e pieno di possibilità.

Man mano che avanziamo in questo secolo, stiamo assistendo a un'esplosione di progressi tecnologici che stanno plasmando il modo in cui vediamo la salute e il benessere.

Dai dispositivi indossabili che monitorano i segni vitali dei pazienti agli algoritmi di intelligenza artificiale che aiutano a diagnosticare precocemente le malattie, la tecnologia sta trasformando radicalmente la pratica della medicina.

Allo stesso tempo, il contesto sanitario globale si trova ad affrontare sfide senza precedenti, come l'invecchiamento della popolazione, l'aumento delle malattie croniche e la pandemia globale.

Esploriamo le tendenze attuali e future nella sanità digitale, esaminando come la tecnologia viene applicata per migliorare la qualità delle cure, aumentare l'accesso ai servizi medici e consentire ai pazienti di gestire la propria salute.

Tuttavia, consideriamo le sfide etiche, normative e di sicurezza che accompagnano questa rivoluzione digitale, garantendo che i benefici della tecnologia siano raggiunti in modo responsabile e inclusivo.

Mentre ci avventuriamo in questo entusiasmante campo della salute digitale, è imperativo considerare non solo le opportunità che offre, ma anche le responsabilità che impone.

Questo libro è un'esplorazione completa del presente e del futuro della sanità digitale, rivolta a professionisti sanitari, ricercatori, politici e chiunque sia interessato a comprendere come la tecnologia stia plasmando il futuro dell'assistenza sanitaria.

Insieme esploriamo i limiti dell'innovazione e i percorsi verso un futuro più sano e connesso.

La Rivoluzione Nella Sanità 4.0

La "Sanità 4.0" rappresenta la fase successiva nell'evoluzione del settore sanitario. Spinto dall'integrazione di tecnologie digitali avanzate, mira a trasformare radicalmente l'erogazione dell'assistenza sanitaria promuovendo l'interoperabilità dei dati, la personalizzazione del trattamento e un approccio incentrato sul paziente.

Come afferma l'esperto di salute digitale Nosta (2018), "La Sanità 4.0 riguarda la convergenza di tecnologie emergenti come l'intelligenza artificiale, la genomica, l'IoT e l'analisi dei dati per rivoluzionare il modo in cui gestiamo la nostra salute e il nostro benessere. ".

Nell'era della rivoluzione digitale in sanità, la trasformazione è profonda e continua, con una rapida evoluzione delle tecnologie dell'informazione e della comunicazione.

Questo cambiamento sta rimodellando il modo in cui viene fornita l'assistenza sanitaria, migliorando l'efficienza, la qualità e l'accessibilità dei servizi.

L'integrazione delle tecnologie digitali nel settore sanitario ha il potenziale per "responsabilizzare i pazienti, migliorare i risultati clinici e ridurre i costi" - Topol (2012).

La digitalizzazione dei dati sanitari, la telemedicina e i dispositivi di monitoraggio remoto sono solo alcune delle innovazioni che stanno plasmando il panorama sanitario moderno.

Uno degli aspetti più notevoli di questa rivoluzione è l'emergere delle cartelle cliniche elettroniche (EHR), che centralizzano e digitalizzano le informazioni sui pazienti, facilitando l'accesso e il coordinamento tra i diversi operatori sanitari.

Secondo Buntin et al. (2011), l'adozione delle cartelle cliniche elettroniche può "migliorare significativamente la qualità e la sicurezza dell'assistenza ai pazienti" riducendo gli errori medici e garantendo che gli operatori sanitari abbiano accesso alle informazioni più recenti e accurate.

La telemedicina ha svolto un ruolo cruciale anche nella rivoluzione sanitaria digitale, soprattutto durante la pandemia di COVID-19, quando la necessità di distanziamento sociale ne ha accelerato l'adozione.

Gli studi indicano che la telemedicina non solo migliora l'accesso alle cure, ma può anche essere più conveniente ed efficiente per i pazienti e gli operatori sanitari (Keesara, Jonas e Schulman, 2020).

Inoltre, lo sviluppo di tecnologie indossabili e dispositivi di monitoraggio remoto consente ai pazienti di gestire meglio le proprie condizioni di salute in tempo reale.

Questi dispositivi possono monitorare una varietà di parametri come la frequenza cardiaca, i livelli di glucosio e i ritmi del sonno, fornendo dati preziosi che possono essere condivisi con gli operatori sanitari per un'assistenza più proattiva e personalizzata.

L'approccio centrato sul paziente è una delle più grandi promesse della rivoluzione digitale nel settore sanitario, poiché promuove una maggiore autonomia e coinvolgimento del paziente nel proprio percorso sanitario.

Pertanto, la rivoluzione digitale nel settore sanitario sta trasformando radicalmente il modo in cui l'assistenza viene erogata e ricevuta.

Con la continua integrazione di tecnologie innovative e la crescente enfasi sulla personalizzazione e sull'efficienza delle cure, la sanità digitale è posizionata per offrire vantaggi significativi sia ai pazienti che agli operatori sanitari.

Come sottolineano Topol e Buntin (2019), la digitalizzazione nel settore sanitario non è solo una tendenza passeggera, ma un'evoluzione necessaria che sta rimodellando il futuro della medicina.

Le soluzioni paperless prevedono la digitalizzazione dei processi, l'utilizzo di tecnologie avanzate e l'implementazione di sistemi elettronici che sostituiscono i documenti fisici.

Questo cambiamento non solo semplifica la gestione delle informazioni, ma migliora anche la qualità dell'assistenza ai pazienti e la sicurezza dei dati.

Si tratta di un'evoluzione inevitabile, guidata dalla necessità di migliorare l'efficienza operativa, ridurre i costi e migliorare la qualità della cura dei pazienti.

Una delle principali soluzioni in questo contesto è l'adozione della Cartella Clinica Elettronica (PEP), che sostituisce le cartelle cliniche cartacee con versioni digitali accessibili agli operatori sanitari in tempo reale.

Questo cambiamento non solo accelera l'accesso alle informazioni sui pazienti, ma migliora anche l'accuratezza diagnostica e il coordinamento delle cure, con il risultato di cure più integrate ed efficaci.

È inoltre rilevante che la prescrizione elettronica dei medicinali costituisca un'altra soluzione chiave nella transizione verso un ambiente privo di supporti cartacei.

Eliminando la necessità di prescrizioni cartacee, la prescrizione elettronica riduce significativamente gli errori terapeutici, aumenta la sicurezza del paziente e rende più semplice per i farmacisti e gli altri operatori sanitari tenere traccia delle prescrizioni.

Questo approccio semplifica inoltre il processo di rinnovo della prescrizione e la comunicazione tra i membri dell'équipe medica, promuovendo una collaborazione più efficiente.

La digitalizzazione dei moduli di ammissione, dei consensi informati e di altri documenti amministrativi è un altro passo importante in questo processo. Sostituendo i documenti fisici con versioni digitali, le istituzioni sanitarie possono ridurre il tempo e le risorse necessarie per elaborare questi documenti, nonché ridurre la necessità di spazio di archiviazione fisico.

Non solo snellisce i processi amministrativi, ma contribuisce anche a una gestione più sostenibile ed efficiente delle risorse dell'istituzione.

Le piattaforme di pianificazione online stanno diventando sempre più popolari e stanno sostituendo i vecchi calendari cartacei.

Consentono ai pazienti e agli operatori sanitari di pianificare e gestire gli appuntamenti in modo più efficiente, riducendo i tempi di attesa, minimizzando i conflitti di programmazione e migliorando l'esperienza del paziente.

Grazie ad un accesso facile e conveniente, i pazienti hanno un maggiore controllo sul programma degli appuntamenti, mentre gli operatori sanitari possono ottimizzare l'uso del tempo e delle risorse disponibili.

Un'altra soluzione paperless è l'adozione di processi di fatturazione e codifica elettronica. Questi sistemi automatizzati semplificano l'amministrazione finanziaria delle istituzioni sanitarie, riducendo gli errori e accelerando il rimborso dei servizi forniti.

Con meno pratiche burocratiche e processi manuali, le organizzazioni possono migliorare l'efficienza finanziaria e dedicare più risorse alla cura diretta dei pazienti.

Pertanto, l'adozione di queste soluzioni favorisce una maggiore efficienza operativa. I processi automatizzati e digitalizzati sono più veloci, meno soggetti a errori e richiedono meno risorse umane, con il risultato di operazioni più efficienti e costi operativi ridotti.

La riduzione dei costi è un altro importante vantaggio delle soluzioni paperless. L'eliminazione della carta riduce i costi associati alla stampa, all'archiviazione e alla gestione dei documenti fisici.

Le risorse precedentemente dedicate alla conservazione dei dati fisici possono essere riallocate in aree prioritarie, come l'acquisto di attrezzature mediche moderne o l'assunzione di personale aggiuntivo.

In sintesi, le soluzioni paperless nelle istituzioni sanitarie offrono una serie di vantaggi che migliorano l'efficienza operativa, riducono i costi, migliorano la qualità dell'assistenza ai pazienti e garantiscono la sicurezza dei dati.

Queste soluzioni non solo modernizzano i processi sanitari, ma contribuiscono anche a un'esperienza migliore e più sicura per i pazienti e gli operatori sanitari.

Una delle sfide principali è il significativo costo iniziale associato all'implementazione dei sistemi elettronici e delle tecnologie correlate. Più che investire in software e hardware, ci sono costi di formazione del personale e potenziali interruzioni operative durante il processo di implementazione.

Un'altra sfida importante è la formazione del personale. L'introduzione di nuove tecnologie richiede che i dipendenti acquisiscono familiarità con nuovi sistemi e processi, il che può richiedere una notevole quantità di tempo e risorse.

Una formazione efficace è essenziale per garantire che i dipendenti possano utilizzare i nuovi strumenti in modo efficiente e produttivo, riducendo al minimo i potenziali errori e massimizzando i vantaggi delle soluzioni paperless.

L'integrazione dei sistemi può essere complessa e richiede un'attenta pianificazione per garantire una transizione fluida e senza intoppi.

L'adozione di soluzioni paperless rappresenta un trend trasformativo nel settore sanitario, offrendo vantaggi significativi in termini di efficienza, costi, qualità delle cure e sostenibilità.

Nonostante le sfide legate all'implementazione, i potenziali benefici rendono questa transizione un obiettivo desiderabile per le istituzioni sanitarie che cercano di modernizzare le proprie operazioni e migliorare il servizio ai pazienti.

Con la pianificazione strategica e gli investimenti in formazione e sicurezza, la transizione verso un ambiente privo di supporti cartacei può essere effettuata con successo, apportando importanti progressi al settore sanitario.

Salute Digitale: Concetti, Fondamenti e Sfide

La salute digitale può essere definita come "il campo multidisciplinare delle informazioni, dei prodotti e dei servizi sanitari basati su Internet e legati alla tecnologia, che vanno dalla sanità mobile (mHealth) alla sanità elettronica (eHealth) e ad altre discipline emergenti" (Eysenbach, 2001).

Questo campo comprende altre innovazioni tecnologiche come le cartelle cliniche elettroniche (EHR), la telemedicina, i dispositivi indossabili, l'intelligenza artificiale e i big data, oltre ad altri strumenti e sistemi che facilitano il monitoraggio, la diagnosi, il trattamento e la gestione della salute. da remoto ed efficiente.

Questa definizione, proposta da Gunther Eysenbach nel suo articolo "Cos'è l'e-health?", evidenzia l'ampiezza e l'interdisciplinarietà della sanità digitale, sottolineandone il legame con la tecnologia e la sua applicazione in diversi contesti sanitari.

Secondo Eysenbach (2001), eHealth è un termine ampio che descrive "l'applicazione delle tecnologie digitali alla salute, che comprende un'ampia gamma di attività e innovazioni che mirano a migliorare la salute e l'assistenza sanitaria attraverso l'uso delle tecnologie dell'informazione". e comunicazione".

La mHealth , o salute mobile, si riferisce all'uso di dispositivi mobili, come smartphone e tablet, per supportare la pratica medica e di sanità pubblica. Applicazioni e tecnologie progettate per monitorare la salute, fornire informazioni mediche, supportare la cura di sé e facilitare la comunicazione tra pazienti e operatori sanitari.

Dal monitoraggio dell'attività fisica e della dieta ai promemoria sui farmaci e all'accesso alle cartelle cliniche elettroniche. Questi strumenti mobili stanno diventando sempre più popolari grazie alla loro praticità, accessibilità e capacità di migliorare il coinvolgimento dei pazienti e i risultati sanitari.

La salute digitale non solo facilita l'accesso e la fornitura dell'assistenza sanitaria, ma promuove anche un approccio più incentrato sul paziente, consentendo alle persone di monitorare la propria salute e di partecipare più attivamente alla gestione delle proprie condizioni di salute.

Secondo Kay et al. (2001), la salute digitale "dà potere ai pazienti fornendo loro informazioni e strumenti che consentono una gestione più efficace della loro salute e del loro benessere".

Pertanto, la sanità digitale rappresenta una trasformazione significativa nel modo in cui l'assistenza sanitaria viene fornita e gestita, promuovendo l'efficienza, l'accessibilità e la personalizzazione dei servizi sanitari attraverso l'uso delle tecnologie digitali.

Anche se può sembrare un fenomeno moderno, la salute digitale ha radici che risalgono agli albori dell'utilizzo delle tecnologie della comunicazione in medicina. L'uso del telefono per consultazioni mediche a distanza e l'invio di radiografie via fax sono alcuni dei primi esempi.

Con l'avvento di Internet e dei personal computer negli anni '80 sono emersi i primi sistemi di cartelle cliniche elettroniche e i primi tentativi di telemedicina.

L'introduzione di Internet nella vita di tutti i giorni e l'espansione delle reti di comunicazione negli anni '90 hanno consentito lo sviluppo di sistemi di cartelle cliniche elettroniche (EHR) più sofisticati e l'avvio di consultazioni mediche tramite videoconferenza.

Tra gli anni 2000 e 2009 si sono diffusi gli smartphone e nei paesi più sviluppati sono emerse le prime applicazioni sanitarie (mHealth). La telemedicina ha iniziato a guadagnare terreno, soprattutto nelle aree remote.

Negli anni 2010 possiamo evidenziare i progressi nei dispositivi indossabili, come gli orologi intelligenti con cardiofrequenzimetro. Crescita esponenziale dei dati sanitari digitali e inizio dell'integrazione dei big data e dell'intelligenza artificiale nell'analisi di questi dati.

La pandemia di COVID-19 ha accelerato l'adozione di tecnologie sanitarie digitali su scala globale negli ultimi anni, richiedendo una regolamentazione legale dell'attività e sottolineando l'importanza di soluzioni sanitarie remote e basate sulla tecnologia.

Pertanto, possiamo definire la "salute digitale" come un campo emergente che integra le tecnologie dell'informazione e della comunicazione con la pratica della medicina e dei servizi sanitari.

La terminologia della sanità digitale comprende anche termini come interoperabilità, monitoraggio remoto, IoT (Internet of Things) nel settore sanitario, riflettendo la diversità di tecnologie e approcci che stanno trasformando il modo in cui l'assistenza sanitaria viene erogata e gestita.

Comprendere questi concetti e la terminologia è essenziale per gli operatori sanitari, gli sviluppatori di tecnologia e i politici mentre esplorano e modellano il futuro dei servizi sanitari digitali.

L'introduzione delle tecnologie digitali nel settore sanitario ha avuto impatti profondi, trasformando il modo in cui viene erogata l'assistenza sanitaria.

Questo insieme di soluzioni ha migliorato l'efficienza e la qualità dell'assistenza, consentendo cure più rapide e precise.

Per Topol (2019), la digitalizzazione della sanità ha il potenziale per conferire maggiore potere ai pazienti, offrendo loro l'accesso diretto alle proprie informazioni sanitarie e aumentando la loro capacità di autogestire le malattie croniche.

Fornendo l'accesso a dati sanitari più accurati e aggiornati, i sistemi digitali aiutano gli operatori sanitari a diagnosticare e curare le malattie. Con informazioni più complete e accessibili sulla storia medica di un paziente, i medici possono prendere decisioni più informate e fornire cure più personalizzate ed efficaci.

L'automazione delle attività amministrative e cliniche, come la pianificazione degli appuntamenti, l'emissione di prescrizioni e la registrazione dei dati dei pazienti, riduce i tempi e i costi associati all'assistenza sanitaria.

Ciò consente agli operatori sanitari di dedicare più tempo alla cura diretta dei pazienti, migliorando la qualità complessiva dell'assistenza.

Tuttavia, l'implementazione di queste tecnologie pone anche sfide significative. Innanzitutto, la sicurezza e la privacy dei dati dei pazienti sono preoccupazioni fondamentali.

Proteggere le informazioni sensibili da accessi non autorizzati e attacchi informatici è essenziale per garantire la fiducia dei pazienti e l'integrità dei sistemi sanitari digitali.

Un'altra sfida importante è la disuguaglianza nell'accesso alle tecnologie digitali. Non tutte le persone hanno uguale accesso ai dispositivi mobili, a Internet ad alta velocità o alle competenze digitali, creando un divario digitale che può ampliare le disparità sanitarie.

L'interoperabilità tra diversi sistemi sanitari continua a rappresentare un ostacolo che impedisce un efficiente scambio di informazioni tra diverse piattaforme.

Kaplan (2016) sottolinea che è fondamentale sviluppare forti politiche di sicurezza informatica e normative chiare per proteggere la privacy dei pazienti e garantire l'integrità dei dati.

Queste sfide richiedono un approccio collaborativo tra sviluppatori di tecnologia, operatori sanitari e responsabili politici per garantire che i vantaggi della digitalizzazione siano pienamente realizzati senza comprometter la sicurezza e la fiducia dei pazienti.

Poiché la tecnologia avanza rapidamente, è necessario sviluppare e implementare politiche e regolamenti aggiornati che affrontano questioni quali gli standard di sicurezza, la responsabilità legale e la privacy dei pazienti.

Potrebbe esserci resistenza all'adozione della tecnologia, poiché molti professionisti sanitari potrebbero opporsi all'implementazione di sistemi digitali a causa delle preoccupazioni sulla curva di apprendimento e sui cambiamenti nella pratica clinica.

Superare queste barriere richiede uno sforzo coordinato per fornire formazione adeguata, supporto tecnico e incentivi per l'adozione della tecnologia.

Affinché la sanità digitale abbia successo, è necessario che vi sia un equilibrio tra la promozione dell'innovazione e la tutela degli interessi dei pazienti e degli operatori sanitari.

La salute digitale e il percorso del paziente sono intrinsecamente intrecciati e la tecnologia gioca un ruolo chiave in ogni fase del processo sanitario.

Dalla ricerca di informazioni sanitarie al follow-up post-trattamento, le soluzioni digitali hanno il potenziale per migliorare l'esperienza del paziente in ogni fase.

Il "Viaggio del Paziente"

Il "Viaggio del paziente" è un concetto chiave in ambito sanitario e si riferisce al processo che un paziente attraversa dal primo contatto con il sistema sanitario fino al completamento del trattamento o della cura.

Gupta et al. (2016) considera il "Viaggio del paziente" come una rappresentazione olistica delle interazioni e delle esperienze del paziente con i servizi sanitari nel tempo, compreso tutto, dalla ricerca di informazioni iniziali sui sintomi all'esecuzione di test, trattamenti e follow-up post-trattamento.

Dal punto di vista di Smith et al. (2018), il percorso del paziente può essere suddiviso in diverse fasi distinte, ciascuna con le proprie sfide e opportunità.

Questi passaggi includono il riconoscimento della necessità di cure mediche, la ricerca di informazioni e orientamento, l'accesso ai servizi sanitari, la partecipazione al processo di trattamento e la transizione alle cure di follow-up o post-trattamento.

Tuttavia, è importante evidenziare che il percorso del paziente non è lineare e può essere influenzato da una varietà di fattori, come la gravità della condizione di salute, le preferenze del paziente, la disponibilità delle risorse e la qualità dei servizi assistenziali. medico.

Come menzionato da Johnson et al. (2020), comprendere e mappare il percorso del paziente è essenziale per identificare i punti di miglioramento nell'erogazione dei servizi sanitari, personalizzare l'assistenza in base alle esigenze del singolo paziente e garantire un'esperienza di cura continua e integrata.

Il percorso di un paziente all'interno di un'istituzione sanitaria prevede molteplici passaggi che la digitalizzazione sta trasformando in tutte le sue cure.

Il viaggio digitale inizia con il riconoscimento e l'educazione, quando, in base alla conoscenza dei sintomi, si cercano informazioni sul proprio stato di salute.

Nell'era digitale, i pazienti fanno affidamento su una varietà di strumenti e risorse online per autovalutarsi e cercare informazioni iniziali sulla propria salute.

Queste risorse includono strumenti di autovalutazione e risorse educative digitali, che consentono agli utenti di inserire sintomi specifici e ricevere un'analisi preliminare, rendendo più facile comprendere i propri problemi di salute prima ancora di consultare un operatore sanitario.

Ad esempio, app come Ada e WebMD Symptom Checker consentono agli utenti di inserire i propri sintomi e ottenere un elenco di possibili condizioni di salute.

Le app utilizzano algoritmi avanzati e database medici per fornire raccomandazioni preliminari, aiutando i pazienti a decidere se rivolgersi immediatamente a un medico o attendere per vedere se i sintomi scompaiono da soli.

Piattaforme online come NHS Symptom Checker nel Regno Unito offrono servizi simili, consentendo ai pazienti di descrivere i propri sintomi e ricevere indicazioni sui passaggi successivi. Spesso forniscono ulteriori informazioni sulla gravità dei sintomi e quando cercare aiuto di emergenza.

Oltre agli strumenti di autovalutazione, le risorse educative digitali svolgono un ruolo cruciale nell'educare i pazienti sulle loro condizioni di salute e sulle opzioni terapeutiche disponibili.

Molti medici e organizzazioni sanitarie mantengono blog che offrono articoli dettagliati su varie condizioni di salute, trattamenti e strategie di prevenzione. Scritti in un linguaggio accessibile, questi blog spesso rispondono alle domande comuni dei pazienti.

Piattaforme come YouTube e siti web di organizzazioni sanitarie come la Mayo Clinic offrono un'ampia gamma di video educativi ed esplicativi su condizioni mediche complesse in modo visivo e semplificato, rendendoli più facili da comprendere per i pazienti.

L'uso di infografiche visive che combinano testo e immagini è valido anche per spiegare le informazioni mediche in modo chiaro e conciso. Sono particolarmente utili per descrivere processi biologici, opzioni di trattamento e suggerimenti per la prevenzione. Organizzazioni come l'American Heart Association utilizzano spesso le infografiche per educare il pubblico sulla salute cardiovascolare.

Utilizzando queste risorse, i pazienti informati possono iniziare il loro percorso sanitario con solide basi di conoscenza, facilitando interazioni più produttive con gli operatori sanitari.

L'accesso e la pianificazione delle visite mediche sono stati significativamente trasformati dalla salute digitale. La possibilità di autoprogrammazione riduce i tempi di attesa per appuntamenti ed esami, ottimizzando anche i processi amministrativi e la disponibilità medica.

I pazienti spesso devono affrontare lunghi tempi di attesa per appuntamenti, esami e procedure, che possono ritardare la diagnosi e il trattamento, peggiorare le condizioni del paziente e aumentare l'ansia.

La mancanza di disponibilità di specialisti o di orari convenienti per gli appuntamenti è un problema ricorrente, che rende difficile per i pazienti ottenere cure tempestive, soprattutto nelle aree con carenza di operatori sanitari.

Queste piattaforme di pianificazione online consentono ai pazienti di prenotare comodamente gli appuntamenti medici tramite app o siti Web, offrendo una visione chiara della disponibilità dei diversi operatori sanitari.

La struttura non solo accelera il processo di programmazione degli appuntamenti, ma aumenta anche la trasparenza, consentendo ai pazienti di scegliere gli orari più adatti alle loro esigenze.

A seguito della rivoluzione nell'accesso alla sanità, i teleconsulti e la telemedicina offrono un'alternativa pratica ed efficiente, particolarmente vantaggiosa per le persone con mobilità ridotta o che vivono in aree remote.

La telemedicina elimina la necessità di viaggiare, riduce i tempi di attesa e consente cure più rapide ed efficaci.

È stato particolarmente importante in tempi di pandemia come quella del Covid-19, dove la necessità di distanziamento sociale rende le consultazioni di persona meno praticabili. Facilitare il monitoraggio delle malattie croniche garantisce un monitoraggio continuo e regolare.

Le innovazioni nell'accesso e nella programmazione non solo avvantaggiano i pazienti, ma hanno anche un impatto positivo sulla gestione dei servizi sanitari.

Con la digitalizzazione di questi processi si ottiene una migliore organizzazione degli orari degli operatori sanitari, ottimizzando l'utilizzo del tempo e delle risorse disponibili.

Allo stesso tempo, le piattaforme digitali raccolgono dati preziosi sugli orari e sui modelli dei servizi, che possono essere analizzati per migliorare l'efficienza operativa e la qualità dei servizi forniti.

Un altro ambito in cui la tecnologia sta avendo un impatto importante è quello della diagnosi digitale. L'intelligenza artificiale (AI) e l'analisi dei big data stanno diventando strumenti indispensabili per supportare la diagnosi clinica.

Gli strumenti di intelligenza artificiale possono analizzare grandi volumi di dati medici, comprese immagini a raggi X, scansioni TC e risonanza magnetica, per identificare modelli e anomalie che potrebbero non essere facilmente rilevabili a occhio nudo.

Ad esempio, algoritmi avanzati sono in grado di rilevare i primi segni di cancro, malattie cardiache e altre condizioni gravi con grande precisione.

Ciò non solo aumenta la velocità e l'accuratezza delle diagnosi, ma consente anche agli operatori sanitari di prendere decisioni più informate e offrire trattamenti più efficaci.

Queste innovazioni tecnologiche stanno trasformando il modo in cui vengono effettuate le diagnosi e vengono fornite le cure. L'integrazione degli strumenti digitali e dell'intelligenza artificiale nei processi di consultazione e diagnosi consente una medicina più personalizzata e proattiva.

La capacità di analizzare i dati in tempo reale e fornire rapidamente diagnosi accurate può salvare vite umane, migliorare i risultati dei trattamenti e aumentare l'efficienza dei sistemi sanitari.

Con la continua evoluzione della tecnologia, si prevede che il ruolo dei teleconsulti e della diagnosi digitale diventerà ancora più centrale nella pratica medica, ridefinendo gli standard di cura e migliorando la qualità dei servizi sanitari.

Una volta identificata la diagnosi, il paziente viene indirizzato al follow-up e al trattamento. A questa fase hanno contribuito soluzioni digitali che utilizzano applicazioni di gestione sanitaria e dispositivi di monitoraggio remoto.

Le app mobili, come MySugr per il diabete e Medisafe per i promemoria dei farmaci, consentono ai pazienti di gestire in modo efficace le loro malattie croniche, i farmaci e gli appuntamenti medici.

I dispositivi di monitoraggio remoto, come dispositivi indossabili e sensori connessi, monitorano i segni vitali e altri parametri sanitari in tempo reale. La trasmissione dei dati direttamente agli operatori sanitari consente il monitoraggio continuo e l'adeguamento dei trattamenti secondo necessità.

Gli esempi includono misuratori di pressione arteriosa collegati e sensori continui di glucosio, che migliorano la gestione della salute e la risposta rapida ai cambiamenti nello stato del paziente.

Parallelamente, le piattaforme di supporto ai pazienti svolgono un ruolo cruciale nel mantenimento della salute e del benessere offrendo comunità e forum online in cui i pazienti possono condividere le proprie esperienze, ottenere supporto e consigli da altri con condizioni simili.

Pertanto, queste soluzioni forniscono uno spazio sicuro e accogliente, dove i pazienti si sentono compresi e meno isolati, migliorando il loro impegno verso le cure mediche e la loro aderenza ai trattamenti prescritti.

I programmi di benessere digitale sono un'altra componente iconica del supporto continuo ai pazienti. Applicazioni e programmi online, che promuovono abitudini sane come un'alimentazione equilibrata e l'attività fisica, utilizzano tecniche di gamification per mantenere motivati gli utenti.

Il monitoraggio continuo e il feedback personalizzato aiutano i pazienti a mantenere i propri obiettivi di salute, promuovendo un cambiamento comportamentale duraturo e sostenibile.

Oltre a migliorare la salute fisica, questi programmi migliorano anche il benessere mentale fornendo un approccio olistico all'assistenza sanitaria.

Pertanto, la digitalizzazione del "viaggio del paziente" offre importanti vantaggi, tra cui l'accessibilità è uno dei principali.

L'efficienza del sistema sanitario viene migliorata riducendo i tempi di attesa per gli appuntamenti, semplificando la pianificazione e ottimizzando la comunicazione tra pazienti e operatori sanitari.

Un altro punto da evidenziare è la personalizzazione, con strumenti digitali che consentono trattamenti adattati alle esigenze individuali di ciascun paziente, considerando la sua storia medica e le preferenze personali.

La mancanza di una comunicazione chiara tra operatori sanitari e pazienti è un grave problema. I pazienti potrebbero non comprendere le loro diagnosi, i piani di trattamento o le istruzioni di cura, con conseguente non conformità ed errori nella cura di sé.

Un'assistenza che non tiene conto delle esigenze e delle preferenze individuali dei pazienti diminuisce la soddisfazione del paziente e può influire negativamente sull'efficacia del trattamento.

Attraverso le app e le piattaforme sanitarie digitali, il coinvolgimento dei pazienti aumenta, incoraggiando la gestione attiva della salute e promuovendo uno stile di vita più sano.

Per completare il percorso digitale del paziente, il monitoraggio continuo è facilitato da dispositivi connessi, consentendo il monitoraggio in tempo reale delle condizioni di salute, migliorando i risultati clinici e offrendo maggiore tranquillità ai pazienti e agli operatori sanitari. .

Sebbene la digitalizzazione offra numerosi vantaggi, il percorso del paziente è irto di sfide che possono avere un impatto significativo sulla qualità delle cure e sull'esperienza complessiva presso l'istituto sanitario.

I problemi sorgono nelle diverse fasi del processo, dall'ammissione alla dimissione e al follow-up, e possono compromettere l'efficacia delle cure fornite.

Dalle preoccupazioni sulla sicurezza dei dati e sulla privacy alle questioni relative alla disuguaglianza di accesso e alla resistenza all'adozione di nuove tecnologie da parte degli operatori sanitari, le sfide del percorso digitale del paziente evidenziano la necessità di approcci ponderati e soluzioni innovative per garantire una transizione agevole ed efficace. ai servizi sanitari digitali.

Garantire che i dati sanitari dei pazienti siano protetti da accessi non autorizzati e violazioni della privacy è fondamentale per mantenere la fiducia dei pazienti e conformarsi a normative come il GDPR in Europa e l'HIPAA negli Stati Uniti. L'implementazione di forti misure di sicurezza, come la crittografia e i controlli di accesso, è essenziale per proteggere le informazioni sensibili e prevenire fughe di dati.

L'accesso digitale è una preoccupazione che non può essere trascurata. Garantire che tutti i pazienti, indipendentemente dalla posizione geografica o dallo stato socioeconomico, abbiano accesso alle tecnologie sanitarie digitali può prevenire le disuguaglianze nell'erogazione delle cure.

La mancanza di continuità delle cure, soprattutto quando si passa da un livello di assistenza a un altro (ad esempio, dall'ospedale alle cure primarie), può portare a lacune nelle cure, alla mancanza di un adeguato follow-up e a un aumento del rischio di riammissioni.

I pazienti potrebbero non aderire al piano di trattamento, dimenticare gli appuntamenti di follow-up o non sapere come gestire le proprie condizioni di salute a casa.

I pazienti spesso hanno difficoltà ad accedere alle proprie cartelle cliniche, rendendo difficile monitorare il proprio trattamento e prendere decisioni informate.

Pertanto, è innegabile che il percorso del paziente nella sanità digitale abbia trasformato l'esperienza sanitaria. Le tecnologie digitali possono integrare tutte le fasi di questo percorso, migliorando significativamente i risultati e promuovendo un'assistenza più centrata sul paziente.

L'empowerment dei pazienti è essenziale per una vera trasformazione nel settore sanitario. Quando i pazienti dispongono di informazioni sulla loro salute, compresi i dati di monitoraggio continuo, diventano più coinvolti nella propria cura, prendono decisioni informate e si impegnano in comportamenti sani.

Oltre a migliorare i risultati sanitari individuali, promuove anche un approccio più collaborativo tra pazienti e operatori sanitari, con conseguenti migliori risultati complessivi del sistema sanitario.

Tecnologie Sanitarie Digitali

Le tecnologie sanitarie digitali svolgono un ruolo fondamentale in ogni fase del percorso del paziente, offrendo un rapido accesso alle informazioni sanitarie, facilitando la comunicazione tra gli operatori sanitari, consentendo consultazioni virtuali e monitoraggio remoto e consentendo ai pazienti di gestire la propria salute in modo più attivo e collaborativo..

La salute digitale e il percorso del paziente sono intrinsecamente intrecciati e la tecnologia gioca un ruolo chiave in ogni fase del processo sanitario.

Ad esempio, le applicazioni mobili e le piattaforme online offrono un rapido accesso alle risorse sanitarie e consentono ai pazienti di gestire le proprie condizioni in modo autonomo, consentendo loro di prendere decisioni informate sulla propria salute.

La cartella clinica elettronica (EHR) e i sistemi di telemedicina facilitano la comunicazione tra pazienti e operatori sanitari, riducendo le barriere geografiche e migliorando l'accesso alle cure.

Integrando la salute digitale nel percorso del paziente, è possibile promuovere un approccio più incentrato sul paziente, personalizzato ed efficiente che mira a soddisfare le esigenze individuali e a migliorare i risultati clinici.

Le tecnologie sanitarie digitali svolgono un ruolo cruciale in ogni fase del percorso del paziente, fornendo un'esperienza più integrata e incentrata sul paziente.

Dalla ricerca di informazioni sanitarie al monitoraggio post-trattamento, queste soluzioni digitali offrono vantaggi significativi.

Durante il trattamento, i sistemi di cartella clinica elettronica (EHR) facilitano la documentazione e la condivisione delle informazioni tra gli operatori sanitari, garantendo una comunicazione più efficace e coordinata.

La telemedicina consente consultazioni virtuali e monitoraggio remoto, eliminando le barriere geografiche e offrendo maggiore comodità ai pazienti.

Durante tutto il percorso, le tecnologie sanitarie digitali consentono ai pazienti di essere più attivi nella gestione della propria salute, promuovendo un approccio più collaborativo e personalizzato all'assistenza sanitaria.

Telemedicina

La telemedicina, secondo gli autori Bashshur, Shannon e Krupinski (2019), è definita come "la pratica della medicina a distanza, che utilizza le tecnologie della comunicazione per fornire servizi sanitari, dove la distanza rappresenta un ostacolo all'assistenza medica".

Bashsur et al. (2016) concettualizzare la telemedicina per espandere l'accesso ai servizi sanitari, soprattutto nelle aree remote e sottoservizi, dove la disponibilità di professionisti e risorse mediche è limitata.

Ciò consente ai pazienti che in precedenza affrontavano barriere geografiche o di mobilità di accedere a cure specializzate.

Secondo Whitten et al. (2007), la telemedicina può generare notevoli risparmi sui costi per i sistemi sanitari riducendo le spese di trasporto per recarsi alle visite mediche, i ricoveri ospedalieri non necessari e le visite ripetute al pronto soccorso.

La telemedicina può essere eseguita in tempo reale (sincrona) o asincrona, dove le informazioni vengono inviate e analizzate successivamente.

Non è un concetto nuovo. Le sue radici risalgono a più di mezzo secolo fa. Il primo utilizzo documentato della telemedicina risale agli anni '60, quando la NASA iniziò a monitorare la salute degli astronauti in orbita attraverso sistemi di telemetria.

Allo stesso tempo, l'Istituto Nazionale di Salute Mentale degli Stati Uniti ha utilizzato la videoconferenza per fornire assistenza psichiatrica a pazienti in località remote.

La proliferazione dei personal computer, l'avvento di Internet a banda larga, la diffusione degli smartphone e di altri dispositivi mobili hanno spinto la telemedicina a nuovi livelli.

Oggi, la telemedicina è diventata parte integrante dei moderni sistemi sanitari per diversi motivi, come la riduzione dei costi associati alle visite di persona sia per i pazienti che per gli operatori sanitari.

Le piattaforme di teleconsulto sono sistemi online che facilitano la comunicazione tra operatori sanitari e pazienti, per considerazioni di sicurezza come la crittografia dei dati, l'autenticazione dell'utente e la conformità normativa con le leggi sulla protezione dei dati.

La telemedicina, infatti, sta rivoluzionando il modo in cui viene fornita l'assistenza sanitaria, rendendola più accessibile, efficiente e personalizzata.

Dispositivi medici e Internet delle cose (IoT)

Per Rajkumar Buyya (2018), professore di Informatica all'Università di Melbourne, "l'Internet delle cose (IoT) è un'architettura di sistemi distribuiti che consente il monitoraggio e il controllo remoto di oggetti fisici, ottenendo feedback in tempo reale. e consentire un processo decisionale autonomo."

Atzori et al. (2010) la definisce come "un'infrastruttura globale per la società dell'informazione, che abilita servizi interattivi avanzati attraverso l'interconnessione di oggetti fisici e virtuali basati sulle tecnologie dell'informazione e della comunicazione".

Queste definizioni evidenziano la capacità dei dispositivi IoT di interagire tra loro e con l'ambiente, creando un sistema interconnesso che consente l'automazione e l'analisi dei dati in tempo reale.

Per quanto riguarda Gubbi et al. (2013), i dispositivi IoT hanno il potenziale per offrire una serie di vantaggi, tra cui l'automazione delle attività, il monitoraggio remoto, la raccolta di dati in tempo reale e il processo decisionale intelligente. Questi benefici possono essere applicati a vari settori, come la sanità, l'agricoltura, i trasporti e l'industria manifatturiera, tra gli altri.

Il rapporto del McKinsey Global Institute (2015) evidenzia che l'IoT può generare un impatto economico significativo, stimato in trilioni di dollari entro il 2025, attraverso una maggiore efficienza operativa, la creazione di nuovi modelli di business e il miglioramento della qualità della vita.

L'uso dei dispositivi IoT può ridurre i costi medici e migliorare l'efficienza operativa dei sistemi sanitari fornendo dati in tempo reale agli operatori sanitari, facilitando interventi più rapidi e accurati.

Può misurare segni vitali come frequenza cardiaca, livelli di attività, sonno e saturazione di ossigeno. I sensori remoti possono essere utilizzati a casa per monitorare la pressione sanguigna, i livelli di glucosio nel sangue e il peso.

Inoltre, questi dispositivi promuovono la personalizzazione del trattamento poiché i dati raccolti aiutano a creare piani di cura su misura per le esigenze individuali di ciascun paziente, con conseguenti migliori risultati di salute e una maggiore soddisfazione del paziente.

I dispositivi medici connessi hanno un'importanza strategica come tecnologia abilitante per la trasformazione digitale in vari settori dell'economia.

Fascicolo Sanitario Elettronico (FSE)

Le cartelle cliniche elettroniche (EHR) sono cartelle cliniche dei pazienti in formato digitale che possono essere condivise tra operatori sanitari, ospedali e pazienti.

L'implementazione e l'utilizzo delle cartelle cliniche elettroniche ha trasformato il modo in cui i dati sanitari vengono gestiti e utilizzati, offrendo numerosi vantaggi agli operatori sanitari e ai pazienti.

Blumenthal (2011) afferma che "le cartelle cliniche elettroniche sono strumenti fondamentali per migliorare la qualità, la sicurezza e l'efficienza dell'assistenza sanitaria". L'implementazione di questi sistemi consente di consolidare le informazioni sanitarie in un unico luogo accessibile, facilitando lo scambio di informazioni tra diversi professionisti e istituzioni sanitarie.

Una volta implementato, si verifica un miglioramento nel coordinamento delle cure, una riduzione della ridondanza di test e procedure e miglioramenti nell'accuratezza delle diagnosi e dei trattamenti.

Le cartelle cliniche elettroniche possono incorporare avvisi e promemoria per aiutare gli operatori sanitari ad aderire alle linee guida cliniche e a gestire meglio le condizioni croniche dei pazienti.

L'implementazione delle cartelle cliniche elettroniche (EHR) ha un impatto significativo sul coordinamento dell'assistenza e sulla qualità delle cure fornite ai pazienti.

Finché sono interoperabili, le cartelle cliniche elettroniche possono scambiare informazioni tra diversi professionisti e istituzioni sanitarie, consentendo una visione completa e integrata della storia medica del paziente. Ciò garantisce che tutti coloro che sono coinvolti nella cura di un paziente abbiano accesso alle informazioni più aggiornate e pertinenti, promuovendo un migliore coordinamento delle cure.

Secondo Bates et al. (2003), "Le cartelle cliniche elettroniche migliorano la qualità dell'assistenza facilitando la comunicazione tra gli operatori sanitari e fornendo un accesso più facile e veloce alle informazioni cliniche".

La possibilità di accedere rapidamente ai dati dei pazienti consente agli operatori sanitari di prendere decisioni informate e tempestive, riducendo l'incidenza degli errori medici.

App per la salute

Le app per salute e fitness sono strumenti digitali progettati per aiutare le persone a gestire la propria salute e il proprio benessere. Queste app offrono un'ampia gamma di funzionalità, dal monitoraggio del fitness e della dieta ai promemoria sui farmaci e al monitoraggio dei dati sanitari.

Secondo Patel et al. (2015), le applicazioni per la salute e il fitness sono definite come "applicazioni mobili che mirano a migliorare la salute e il benessere dei propri utenti attraverso varie funzionalità, come il monitoraggio dell'attività fisica, il monitoraggio della dieta, il monitoraggio dei ritmi del sonno e la fornitura di informazioni sulla salute".

Lo strumento ha il potenziale per offrire una serie di vantaggi agli utenti. In primo luogo, forniscono una maggiore consapevolezza delle abitudini salutari e incoraggiano cambiamenti comportamentali positivi.

Fornendo un feedback immediato sui progressi verso gli obiettivi di salute, queste app possono motivare gli utenti ad adottare stili di vita più sani e attivi.

Pertanto, le app sanitarie semplificano il monitoraggio e la gestione della salute personale. Gli utenti possono monitorare parametri quali frequenza cardiaca, calorie bruciate, andamento del sonno e assunzione di cibo, ottenendo preziose informazioni sulla loro salute e sul loro comportamento.

Poiché i dati possono essere condivisi con gli operatori sanitari per valutazioni e orientamenti personalizzati, si facilita un approccio più proattivo e preventivo all'assistenza sanitaria.

Con la crescente disponibilità di dispositivi mobili e connettività, queste app sono diventate un potente strumento per consentire alle persone di assumere un ruolo più attivo nella propria salute e nel proprio benessere.

Pertanto, le applicazioni sanitarie rappresentano un aspetto importante della rivoluzione digitale nel settore sanitario, offrendo risorse e supporto per promuovere stili di vita sani e migliorare la qualità della vita.

Dispositivi Indossabili e Intelligenti

I dispositivi indossabili e intelligenti si riferiscono ad apparecchiature tecnologiche che possono essere indossate sul corpo e che hanno la capacità di monitorare, registrare e trasmettere dati relativi alla salute e al benessere dell'utente.

Questi dispositivi includono smartwatch, braccialetti fitness, cardiofrequenzimetri e persino indumenti intelligenti in grado di misurare vari parametri di salute.

Per Patel e Wang (2020), "i dispositivi indossabili sono dispositivi elettronici che i consumatori possono indossare e che consentono loro di raccogliere dati sulle loro attività fisiche e parametri di salute, spesso in tempo reale".

Questi dispositivi sono dotati di sensori che raccolgono dati fisiologici, come frequenza cardiaca, livelli di attività, qualità del sonno, tra gli altri.

I dispositivi indossabili e intelligenti apportano numerosi vantaggi sia ai singoli utenti che al sistema sanitario nel suo complesso. In primo luogo, consentono un monitoraggio continuo della salute, fornendo dati in tempo reale che possono essere utilizzati per rilevare tempestivamente eventuali anomalie o problemi di salute.

Secondo Jackson e Boren (2019), "I dispositivi indossabili offrono un'opportunità senza precedenti per il monitoraggio continuo della salute, consentendo interventi rapidi e personalizzati".

Questi dispositivi incoraggiano soprattutto uno stile di vita più sano fornendo informazioni costanti e motivanti sull'attività fisica e sulle abitudini di salute dell'utente.

Un altro importante vantaggio è la capacità di questi dispositivi di integrarsi con le piattaforme sanitarie digitali, consentendo la condivisione dei dati raccolti con gli operatori sanitari. Potrai migliorare la gestione delle malattie croniche e personalizzare le cure sulla base di dati precisi e dettagliati.

L'analisi di questi dati può portare a conoscenze più approfondite sulla salute dei pazienti e sull'efficacia dei trattamenti, promuovendo una medicina più personalizzata e preventiva.

Il monitoraggio continuo della salute, reso possibile dalle tecnologie digitali, offre una visione in tempo reale dello stato di salute di un individuo, consentendo interventi precoci e personalizzati.

Questa pratica ci consente di rilevare modelli, tendenze e anomalie che potrebbero non essere evidenti in specifiche consultazioni mediche, facilitando la prevenzione, la diagnosi precoce e la gestione delle condizioni di salute.

Pertanto, il monitoraggio continuo può promuovere una maggiore consapevolezza dello stile di vita e delle abitudini che influiscono sulla salute, consentendo alle persone di adottare misure proattive per migliorare il proprio benessere generale.

Formazione, Istruzione e Cultura Organizzativa

La transizione alla sanità digitale richiede un'attenzione significativa alla formazione e all'istruzione per garantire che gli operatori sanitari siano preparati a utilizzare le nuove tecnologie e i nuovi sistemi in modo efficace.

Nel loro insieme, la creazione di una cultura organizzativa che supporti l'innovazione e l'adattamento è fondamentale per il successo della trasformazione digitale nel settore sanitario.

La formazione sanitaria digitale prevede la formazione degli operatori sanitari all'uso di tecnologie come cartelle cliniche elettroniche, sistemi di telemedicina e altri strumenti digitali.

Dal punto di vista di Gagnon et al. (2012), "la formazione continua e lo sviluppo professionale sono essenziali affinché gli operatori sanitari acquisiscano le competenze necessarie per utilizzare in modo efficace le tecnologie dell'informazione sanitaria".

Questa formazione non solo migliora la competenza tecnica dei professionisti, ma aumenta anche la loro fiducia e l'accettazione delle nuove tecnologie.

Creare una cultura organizzativa che incoraggi l'innovazione è fondamentale per il successo dell'implementazione della sanità digitale. Westphal et al. (2010) evidenziano che "una cultura organizzativa che valorizza l'apprendimento continuo e l'innovazione facilita l'adozione di nuove tecnologie e pratiche".

In ogni caso, promuove una mentalità aperta al cambiamento, incoraggiando la collaborazione interdipartimentale e sostenendo la leadership nella sanità digitale.

L'impatto combinato di una formazione adeguata e di una cultura organizzativa di supporto può portare a miglioramenti significativi nell'efficienza operativa, nella qualità delle cure e nella soddisfazione dei pazienti.

Professionisti ben formati e un'organizzazione adattabile sono meglio attrezzati per affrontare le sfide e cogliere le opportunità offerte dalla digitalizzazione dell'assistenza sanitaria.

Educare i pazienti all'uso delle tecnologie sanitarie è essenziale per massimizzare i benefici di questi strumenti e promuovere una maggiore autonomia e coinvolgimento nella gestione della propria salute.

Con la digitalizzazione del settore sanitario, i pazienti sono sempre più incoraggiati a utilizzare tecnologie come portali pazienti, app sanitarie mobili e dispositivi di monitoraggio remoto.

Gee et al. (2015) sottolineano che "educare i pazienti all'uso delle tecnologie sanitarie può aumentare significativamente il coinvolgimento dei pazienti e migliorare i risultati sanitari".

La mancanza di conoscenza o di fiducia nell'uso di queste tecnologie può rappresentare un ostacolo significativo alla loro adozione.

Pertanto, fornire istruzioni chiare, formazione e supporto continuo è fondamentale per garantire che i pazienti si sentano a proprio agio e siano in grado di utilizzare questi strumenti in modo efficace.

I metodi di educazione del paziente possono includere tutorial online, workshop in presenza, materiale stampato e supporto tecnico. È importante adattare il materiale didattico alle esigenze e alle capacità dei pazienti, tenendo conto di fattori quali l'età, le conoscenze sanitarie e la familiarità con la tecnologia.

Ad esempio, tutorial video e guide dettagliate possono essere particolarmente utili per i pazienti che sono nuovi all'utilizzo delle tecnologie digitali.

Educare efficacemente i pazienti all'uso delle tecnologie può portare a numerosi vantaggi, tra cui una migliore gestione delle malattie croniche, una maggiore aderenza al trattamento e una comunicazione più efficiente con gli operatori sanitari.

I pazienti ben informati e responsabilizzati hanno maggiori probabilità di utilizzare queste tecnologie in modo continuo ed efficace, il che può comportare un miglioramento della salute generale e una riduzione dei costi sanitari a lungo termine.

Dal punto di vista di O'Donoghue et al. (2019), "le politiche sanitarie digitali dovrebbero essere sviluppate tenendo conto delle esigenze dei pazienti, dell'integrazione con i sistemi sanitari esistenti e delle migliori pratiche in termini di sicurezza dei dati e privacy".

Pertanto, i politici e i regolatori devono lavorare a stretto contatto con gli operatori sanitari, le aziende tecnologiche e i pazienti per sviluppare linee guida chiare e complete per garantire l'uso etico ed efficace delle tecnologie digitali nel settore sanitario. .

Inoltre, la regolamentazione della sanità digitale svolge anche un ruolo importante nel promuovere l'interoperabilità tra i sistemi informativi sanitari, consentendo lo scambio sicuro ed efficiente di dati tra diversi fornitori e sistemi sanitari.

Salute Digitale in Contesti Diversi

Nel contesto clinico, la salute digitale consente l'uso di sistemi di cartelle cliniche elettroniche (EHR), telemedicina e strumenti di monitoraggio remoto per facilitare la diagnosi precoce, il trattamento personalizzato e il monitoraggio continuo dei pazienti.

Queste tecnologie consentono agli operatori sanitari di fornire cure più efficienti e accessibili, soprattutto in aree remote o con poche risorse.

Nell'ambiente ospedaliero, la salute digitale si manifesta attraverso sistemi di gestione ospedaliera integrati, dispositivi medici connessi e interventi chirurgici assistiti da robot.

Queste soluzioni mirano a migliorare l'efficienza operativa, ridurre gli errori medici e garantire un'esperienza più sicura e confortevole per i pazienti durante la degenza ospedaliera.

A livello di popolazione, la salute digitale viene utilizzata nei programmi di sorveglianza epidemiologica, nel monitoraggio delle malattie, nelle campagne di sanità pubblica e nella promozione di stili di vita sani.

Le tecnologie dell'informazione e della comunicazione consentono la raccolta, l'analisi e la diffusione dei dati sanitari in tempo reale, facilitando il processo decisionale basato sull'evidenza e l'attuazione di interventi efficaci.

La sanità digitale gioca un ruolo fondamentale nell'istruzione e nella formazione degli operatori sanitari, nella ricerca clinica e nello sviluppo di nuove terapie e trattamenti.

L'uso di simulazioni virtuali, realtà aumentata e intelligenza artificiale sta trasformando il modo in cui gli operatori sanitari vengono formati e il modo in cui viene condotta la ricerca medica, accelerando l'innovazione e il progresso in medicina.

In sintesi, la sanità digitale comprende un'ampia gamma di applicazioni e contesti, tutti con l'obiettivo comune di migliorare la salute e il benessere delle persone attraverso l'innovazione tecnologica e l'integrazione di dati e informazioni sanitarie.

Negli ambienti urbani, la salute digitale svolge un ruolo chiave nell'affrontare le sfide specifiche associate alla densità di popolazione e alla complessità dei sistemi sanitari.

Una delle principali applicazioni è la telemedicina, che consente l'accesso a servizi sanitari a distanza, riducendo la necessità di spostarsi fisicamente per recarsi alle visite mediche. Infatti, è particolarmente importante nelle aree urbane, dove il traffico e la distanza possono rappresentare ostacoli significativi all'accesso all'assistenza sanitaria.

Un'altra importante applicazione della salute digitale negli ambienti urbani è l'analisi di dati sanitari su larga scala per identificare tendenze e modelli di salute pubblica.

Queste analisi possono aiutare le autorità sanitarie a stabilire le priorità delle risorse e degli interventi, a prevedere le epidemie e ad attuare strategie di prevenzione più efficaci.

Negli ambienti rurali, la salute digitale svolge un ruolo cruciale nel superare le barriere geografiche e di accesso all'assistenza sanitaria. Un'applicazione chiave è la telemedicina, che collega i pazienti in aree remote con esperti sanitari nei centri urbani attraverso tecnologie di comunicazione virtuale.

Di conseguenza, riduce significativamente la necessità di viaggi lunghi e costosi per recarsi alle visite mediche, rendendo i servizi sanitari più accessibili e convenienti per le comunità rurali.

Oltre alla telemedicina, le unità sanitarie mobili rappresentano un'altra importante applicazione della sanità digitale negli ambienti rurali.

Questi veicoli sono dotati di tecnologie mediche avanzate, come dispositivi diagnostici portatili e connessioni Internet mobili, che consentono agli operatori sanitari di eseguire esami, diagnosi e consulenze direttamente nelle comunità rurali.

È considerato particolarmente vantaggioso nelle aree in cui le infrastrutture sanitarie sono scarse o inesistenti, poiché forniscono accesso a un'assistenza sanitaria di qualità dove prima non esisteva.

Inoltre, i programmi di educazione e formazione sanitaria digitale sono essenziali per formare gli operatori sanitari nelle aree rurali a utilizzare in modo efficace le tecnologie digitali. Ad esempio, formazione su come utilizzare app sanitarie, dispositivi di monitoraggio remoto e piattaforme di telemedicina.

Fornendo queste competenze, gli operatori sanitari rurali possono fornire cure più complete ed efficienti alle loro comunità, migliorando i risultati sanitari e riducendo le disparità nell'accesso all'assistenza sanitaria.

Nei paesi sviluppati, la salute digitale è caratterizzata dall'uso intensivo di tecnologie avanzate per migliorare l'assistenza sanitaria. Viene preso in considerazione l'uso dell'intelligenza artificiale per la diagnosi e il trattamento, sfruttando algoritmi avanzati per interpretare immagini mediche e analizzare grandi set di dati clinici.

Nei paesi in via di sviluppo, la sanità digitale si concentra su soluzioni a basso costo e ad alta efficienza per superare le sfide legate a infrastrutture e risorse limitate.

Riguarda l'implementazione di applicazioni mobili per la gestione delle malattie che forniscono guida e supporto ai pazienti, oltre a facilitare l'accesso alle informazioni sanitarie e ai servizi medici.

I programmi di messaggistica SMS sono un altro strumento comune per diffondere l'educazione sanitaria e promemoria sui farmaci nelle comunità con accesso limitato a Internet.

Inoltre, la telemedicina è ampiamente utilizzata in aree remote senza accesso a specialisti, mettendo in contatto i pazienti con gli operatori sanitari attraverso consultazioni virtuali, contribuendo a migliorare l'accesso e la qualità dell'assistenza sanitaria nelle regioni svantaggiate.

Storie di Successo e Casi di Studio

Le storie di successo e i casi di studio sulla salute digitale evidenziano esempi concreti di come le tecnologie vengono applicate con successo per migliorare l'erogazione dell'assistenza sanitaria e i risultati per i pazienti.

Un esempio notevole è il caso di studio "Ridurre le riammissioni ospedaliere utilizzando la telemedicina" di Smith et al. (2019), che hanno dimostrato come l'implementazione di programmi di telemedicina per il monitoraggio remoto dei pazienti dopo la dimissione abbia ridotto significativamente i tassi di riammissione ospedaliera e migliorato la continuità delle cure.

Un altro caso di studio rilevante è "L'uso dell'intelligenza artificiale per lo screening del cancro della pelle" condotto da Johnson et al. (2020), che ha mostrato come gli algoritmi di intelligenza artificiale possano essere addestrati per identificare lesioni sospette per il cancro della pelle con elevata precisione, consentendo un rilevamento più efficiente e rapido e facilitando l'accesso a diagnosi precoci e trattamenti tempestivi.

Inoltre, la storia di successo dell'Implementazione di cartelle cliniche elettroniche in una clinica di cure primarie" descritta da García et al. (2018), hanno evidenziato i vantaggi del passaggio dalla documentazione cartacea a quella elettronica, tra cui una maggiore accuratezza della documentazione, il coordinamento delle cure e un accesso più rapido alle informazioni cliniche rilevanti.

Questi casi di studio illustrano il potenziale di trasformazione della sanità digitale e forniscono preziosi spunti sulle migliori pratiche, sfide e opportunità associate all'implementazione delle tecnologie dell'informazione e della comunicazione in diversi contesti sanitari.

Tendenze emergenti e innovazioni nel settore sanitario

Le tendenze emergenti e le innovazioni nel settore sanitario stanno rapidamente plasmando il panorama del settore, determinando progressi significativi nella fornitura di assistenza sanitaria e promuovendo il benessere dei pazienti.

Con il progresso della tecnologia e la convergenza di molteplici discipline, stiamo assistendo a un'era di trasformazione senza precedenti nel modo in cui la salute viene intesa, trattata e gestita.

Dall'intelligenza artificiale e le soluzioni per i big data alla rivoluzione dei dispositivi indossabili e alla telemedicina, queste innovazioni stanno ridefinendo i confini di ciò che è possibile nel settore sanitario.

In questo contesto dinamico ed entusiasmante, è essenziale esplorare le ultime tendenze e scoperte per capire come stanno plasmando il futuro della medicina e per prepararsi alle sfide e alle opportunità che si presentano in questo ambiente in continua evoluzione.

Intelligenza Artificiale in Medicina

L'intelligenza artificiale (AI) è un'area dell'informatica che si concentra sullo sviluppo di sistemi in grado di eseguire compiti che normalmente richiedono l'intelligenza umana.

John McCarthy, uno dei pionieri dell'intelligenza artificiale, definisce "l'intelligenza artificiale è la scienza e l'ingegneria per produrre macchine intelligenti". Queste macchine sono in grado di apprendere dai dati, risolvere problemi, riconoscere modelli e prendere decisioni basate su algoritmi. In altre parole, l'intelligenza artificiale consente ai computer di agire in modo intelligente, imitando alcune capacità umane.

L'intelligenza artificiale prevede l'uso di algoritmi e sistemi informatici per eseguire compiti che tipicamente richiedono l'intelligenza umana, come l'apprendimento, il ragionamento, il riconoscimento di schemi e il processo decisionale. In medicina, l'intelligenza artificiale sta diventando uno strumento cruciale per migliorare l'accuratezza delle diagnosi, personalizzare i trattamenti e aumentare l'efficienza dei sistemi sanitari.

L'applicazione dell'intelligenza artificiale nella diagnostica per immagini ha rivoluzionato la medicina consentendo un'analisi più precisa ed efficiente degli esami radiologici.

Ad esempio, gli algoritmi di deep learning vengono addestrati su grandi set di dati per riconoscere modelli sottili che potrebbero indicare la presenza di malattie.

Questi sistemi possono identificare anomalie nelle immagini a raggi X, nelle risonanze magnetiche e nelle scansioni TC con una precisione paragonabile o addirittura superiore a quella dei radiologi umani.

Questa capacità di identificare in modo rapido e accurato le condizioni mediche ha un impatto significativo sulla pratica clinica, consentendo diagnosi più precoci e trattamenti più efficaci.

Nei casi di cancro, ad esempio, la diagnosi precoce può aumentare le possibilità di successo del trattamento e migliorare i risultati per i pazienti. L'intelligenza artificiale può quindi aiutare i radiologi a dare priorità agli esami, identificando i casi urgenti che richiedono attenzione immediata.

Tuttavia, nonostante i vantaggi, l'implementazione dell'intelligenza artificiale nell'imaging diagnostico presenta anche delle sfide. È necessario garantire la qualità dei dati utilizzati per addestrare gli algoritmi, nonché convalidare continuamente le prestazioni dei sistemi in condizioni reali.

È importante integrare perfettamente questi strumenti di intelligenza artificiale nel flusso di lavoro clinico, garantendo che i radiologi possano sfruttare appieno il loro potenziale nella pratica quotidiana.

Gli ospedali di tutto il mondo stanno adottando sistemi di intelligenza artificiale per migliorare l'imaging diagnostico e migliorare l'efficienza dei servizi di radiologia. Ad esempio, il Mount Sinai Hospital di New York ha implementato un sistema di intelligenza artificiale per aiutare i radiologi a rilevare anomalie nelle immagini mammografiche, aumentare la precisione e accelerare il processo di triage dei pazienti.

Allo stesso modo, il St. Joseph's Hospital di Londra utilizza algoritmi di intelligenza artificiale per analizzare le scansioni TC e identificare segni di condizioni come l'embolia polmonare, accelerando la diagnosi e il trattamento dei pazienti critici.

Un altro esempio degno di nota è l'ospedale universitario di Heidelberg in Germania, che ha implementato un sistema di intelligenza artificiale per analizzare le immagini MRI del cervello e aiutare nella diagnosi di malattie neurodegenerative come l'Alzheimer e il Parkinson.

Questo sistema consente la diagnosi precoce di queste condizioni, consentendo interventi terapeutici più efficaci e migliorando la qualità della vita dei pazienti.

Negli Stati Uniti, il Boston Hospital ha adottato l'intelligenza artificiale per ottimizzare la pianificazione degli esami di imaging, utilizzando algoritmi predittivi per stimare i tempi di attesa e la disponibilità delle apparecchiature, garantendo una distribuzione più efficiente delle risorse e riducendo i tempi di attesa dei pazienti.

Siemens Healthineers, una delle aziende leader a livello mondiale nel campo della tecnologia medica, ha sviluppato diverse soluzioni di intelligenza artificiale da utilizzare negli ospedali. Un esempio è il software AI-Rad Companion Chest CT, che utilizza algoritmi di intelligenza artificiale per analizzare le scansioni TC del torace.

Può identificare automaticamente strutture anatomiche e modelli di malattia, aiutando i radiologi a interpretare le immagini in modo più efficiente e accurato. Questa soluzione Siemens migliora la produttività degli operatori sanitari e accelera il processo di diagnosi del paziente.

GE Healthcare è nota per le sue soluzioni innovative di intelligenza artificiale in medicina. Un esempio è ViosWorks, un software di risonanza magnetica cardiaca che utilizza l'intelligenza artificiale per produrre immagini dettagliate e ricostruzioni 3D del cuore in un unico esame, risparmiando tempo e risorse.

Un altro esempio è Critical Care Suite, un'applicazione di intelligenza artificiale che aiuta a individuare precocemente condizioni critiche sulle radiografie del torace, come il pneumotorace, semplificando il processo diagnostico e migliorando i risultati per i pazienti.

Queste soluzioni GE dimostrano come l'intelligenza artificiale stia trasformando la medicina fornendo diagnosi più rapide e accurate.

Philips è anche in prima linea nell'integrazione dell'intelligenza artificiale nella medicina. IntelliSpace Discovery è una piattaforma di analisi dei dati che utilizza l'intelligenza artificiale per aiutare i ricercatori a identificare modelli e approfondimenti in grandi set di dati clinici e di imaging.

Le sue soluzioni come IntelliSpace AI Workflow Suite, che utilizza l'intelligenza artificiale per automatizzare le attività amministrative e migliorare l'efficienza operativa negli ospedali.

Gli assistenti virtuali e i chatbot sono diventati strumenti sempre più comuni nel settore sanitario e offrono numerosi vantaggi sia agli operatori sanitari che ai pazienti.

Basati sull'intelligenza artificiale, possono essere utilizzati per programmare appuntamenti, rilevare sintomi, fornire informazioni su farmaci e condizioni di salute, nonché fornire supporto emotivo ed educativo ai pazienti.

Gli assistenti virtuali e i chatbot possono contribuire a ridurre il carico di lavoro degli operatori sanitari indirizzando semplici query a sistemi automatizzati, consentendo ai medici di concentrarsi su casi più complessi e fornire cure di alta qualità.

Un esempio notevole di assistente virtuale nel settore sanitario è "Ask Mayo Clinic", sviluppato dalla Mayo Clinic. Questo assistente virtuale fornisce risposte a domande su sintomi, malattie, trattamenti e farmaci, offrendo informazioni affidabili basate su evidenze cliniche.

Un altro esempio è "Babylon Health", un chatbot che consente agli utenti di interrogare i sintomi, ricevere consigli sanitari personalizzati e persino programmare appuntamenti medici a distanza, rendendo l'assistenza sanitaria più accessibile e conveniente.

La medicina personalizzata è rivoluzionata dall'intelligenza artificiale (AI), che ha la capacità di analizzare vasti set di dati genomici e clinici per identificare modelli e prevedere quali trattamenti saranno più efficaci per individui specifici.

Analizzando questi dati, l'intelligenza artificiale può offrire informazioni preziose sulla risposta di un paziente a determinati farmaci, consentendo un approccio più preciso e personalizzato al trattamento della malattia.

La capacità di personalizzazione non solo aumenta le possibilità di successo dei trattamenti, ma riduce anche gli effetti collaterali, offrendo ai pazienti un'esperienza di cura più sicura ed efficace.

Un esempio concreto di questa applicazione dell'IA nella medicina personalizzata è l'analisi dei dati genomici per identificare mutazioni specifiche legate a determinate condizioni mediche.

Sulla base di queste informazioni, i medici possono selezionare le terapie mirate più efficaci per il profilo genetico di ciascun paziente, massimizzando i risultati positivi del trattamento.

L'intelligenza artificiale può anche aiutare a identificare biomarcatori che indicano la progressione della malattia o la risposta al trattamento, consentendo aggiustamenti più precisi e tempestivi al piano terapeutico.

Questa combinazione di dati genomici e analisi predittiva sta ridefinendo gli standard sanitari, rendendo la medicina personalizzata una realtà sempre più accessibile ed efficace.

Il Mount Sinai Hospital di New York utilizza l'intelligenza artificiale per analizzare i dati genomici dei pazienti e sviluppare terapie personalizzate per malattie come il cancro e le malattie cardiovascolari. Utilizzando le informazioni genetiche di ciascun paziente, i medici possono prescrivere trattamenti più specifici, aumentando le percentuali di successo e minimizzando gli effetti collaterali.

Aziende come Tempus e Foundation Medicine sono esempi di organizzazioni che operano nel segmento della medicina personalizzata con l'aiuto dell'intelligenza artificiale. Tempus, fondata da Eric Lefkofsky, utilizza l'analisi dei dati clinici e genetici per sviluppare terapie antitumorali personalizzate, aiutando i medici a prendere decisioni terapeutiche più informate.

Inoltre, Foundation Medicine, acquisita da Roche, è specializzata nel sequenziamento genomico dei tumori e fornisce informazioni dettagliate sulle caratteristiche genetiche dei tumori, guidando i medici nella scelta delle terapie più efficaci per i pazienti.

La previsione delle malattie e la gestione delle epidemie hanno tratto notevoli benefici dall'uso di modelli di intelligenza artificiale (AI).

I modelli sono in grado di analizzare un'ampia gamma di dati, tra cui cartelle cliniche, modelli di viaggio, informazioni demografiche e dati meteorologici, per identificare potenziali focolai di malattie.

Ad esempio, gli algoritmi di intelligenza artificiale possono tracciare e analizzare rapidamente i dati sui sintomi riportati sui social media e sulle piattaforme sanitarie per identificare le aree geografiche in cui i casi di una determinata malattia sono in aumento, consentendo una risposta più agile da parte delle autorità. autorità sanitarie pubbliche.

I modelli di intelligenza artificiale possono prevedere la diffusione delle malattie in base ai modelli di trasmissione e alle caratteristiche della popolazione.

Analizzando questi dati in tempo reale, i sistemi di intelligenza artificiale possono fornire stime sulla diffusione delle malattie e sulla probabilità di epidemie in diverse regioni.

In questo senso, le autorità sanitarie pubbliche possono attuare misure preventive, come campagne di vaccinazione mirate e restrizioni ai viaggi, per contenere la diffusione delle malattie e ridurre l'impatto di epidemie e pandemie.

In sintesi, i modelli di intelligenza artificiale svolgono un ruolo cruciale nella previsione delle malattie e nella gestione delle epidemie, fornendo informazioni preziose per il processo decisionale in materia di sanità pubblica e contribuendo a proteggere la salute della popolazione.

Possiamo citare BlueDot come caso d'uso dell'intelligenza artificiale nella previsione delle malattie e nella gestione delle epidemie. Il sistema di sorveglianza epidemiologica sviluppato utilizza algoritmi di intelligenza artificiale per analizzare dati provenienti da più fonti, come rapporti sulla salute pubblica, dati di volo, social media e notizie online, per rilevare modelli e identificare potenziali epidemie in tutto il mondo.

Nel gennaio 2020, il sistema BlueDot è stato uno dei primi ad allertare sulla diffusione del nuovo coronavirus, identificando le aree a rischio di diffusione ancor prima che le autorità sanitarie rendessero ufficiali i loro allarmi.

Nel campo della robotica chirurgica, l'intelligenza artificiale sta rivoluzionando il modo in cui le procedure chirurgiche vengono eseguite con maggiore precisione millimetrica e risultati migliori per i pazienti.

Le aziende leader in questo segmento, come Intuitive Surgical con il suo sistema da Vinci, sono in prima linea in questa innovazione.

Il sistema da Vinci combina la precisione robotica con la guida del chirurgo, consentendo procedure meno invasive in settori quali la chirurgia cardiaca, urologica, ginecologica e gastrointestinale.

La capacità del sistema di eseguire movimenti delicati e complessi con maggiore precisione ha portato a tempi di recupero più brevi e a minori complicazioni postoperatorie, migliorando significativamente l'esperienza del paziente.

Come per Intuitive Surgical, anche altre aziende stanno investendo in tecnologie di robotica chirurgica assistita dall'intelligenza artificiale.

Medtronic, ad esempio, ha sviluppato il sistema Hugo, che combina l'intelligenza artificiale avanzata con la robotica all'avanguardia per fornire precisione e controllo eccezionali ai chirurghi.

Questo sistema è progettato per un'ampia gamma di procedure chirurgiche, dagli interventi addominali e toracici alle procedure in settori quali l'ortopedia e la neurologia.

Big Data

I Big Data nel settore sanitario stanno ridefinendo il modo in cui i dati vengono esplorati e applicati in campo medico, aprendo nuove prospettive per l'erogazione dell'assistenza sanitaria.

Come evidenziato da Meyer et al. (2018), la capacità dei Big Data di gestire enormi volumi di informazioni provenienti da più fonti è fondamentale per estrarre informazioni preziose che possono migliorare significativamente i servizi sanitari.

Si tratta di una tecnologia emergente che sta trasformando profondamente il modo in cui i dati vengono utilizzati in campo medico.

Quando si gestiscono enormi volumi di informazioni provenienti da fonti diverse, come cartelle cliniche, dati genomici, risultati di test e dispositivi medici collegati, i Big Data offrono la possibilità di estrarre informazioni preziose che possono migliorare significativamente l'erogazione dell'assistenza sanitaria.

Questa rivoluzione tecnologica ha il potenziale per favorire progressi significativi in settori quali la diagnosi precoce, il trattamento personalizzato e la prevenzione delle malattie.

Una delle caratteristiche distintive dei Big Data in ambito sanitario, come evidenziato da Housman e Dredze (2015), è la sua capacità di elaborare i dati in modo rapido ed efficiente.

Con algoritmi avanzati e potenza di calcolo scalabile, l'analisi di grandi set di dati può essere eseguita in tempo reale, consentendo il rilevamento di modelli e tendenze rilevanti per il processo decisionale clinico.

Una delle caratteristiche principali dei Big Data in ambito sanitario è la loro capacità di elaborare i dati in modo rapido ed efficiente. Con algoritmi avanzati e potenza di calcolo scalabile, è possibile eseguire l'analisi di grandi set di dati in tempo reale, consentendo il rilevamento di modelli e tendenze rilevanti per la cura del paziente.

Ciò è particolarmente cruciale in situazioni in cui sono necessarie decisioni rapide, come in caso di emergenze mediche o epidemie.

Più che velocità, i Big Data nel settore sanitario sono in grado di gestire una varietà di dati, come evidenziato da Kocaballi et al. (2019). I dati sanitari possono presentarsi in diversi formati, inclusi testo, immagini, audio e video, e i Big Data sono in grado di integrare e analizzare queste informazioni eterogenee in modo coeso.

Pertanto, consente una comprensione più completa delle condizioni di salute dei pazienti e un processo decisionale più informato da parte degli operatori sanitari.

Identificare modelli individuali e prevedere in anticipo potenziali complicazioni sanitarie consente approcci terapeutici più proattivi e personalizzati, che possono migliorare significativamente i risultati clinici e ridurre i costi associati all'assistenza sanitaria.

I gemelli digitali, una rappresentazione virtuale in tempo reale di un oggetto o processo fisico, stanno emergendo come un potente strumento nel campo dei Big Data in ambito sanitario.

Questi modelli digitali possono acquisire informazioni dettagliate sulla fisiologia, la genetica e l'anamnesi medica di un paziente, offrendo una rappresentazione accurata e dinamica della sua salute.

Integrando i gemelli digitali nei sistemi Big Data, gli operatori sanitari possono eseguire simulazioni e analisi predittive più accurate, identificando modelli e correlazioni che potrebbero non essere evidenti nei dati tradizionali.

Ciò consente un approccio più personalizzato e preventivo alla cura del paziente, con interventi precoci basati su informazioni predittive.

Blockchain

La blockchain nel settore sanitario si riferisce all'applicazione della tecnologia blockchain nel settore sanitario, offrendo un approccio innovativo alla gestione dei dati e alla sicurezza delle informazioni.

Secondo la definizione di Halamka et al. (2017), la blockchain è una "tecnologia di registro distribuito che consente la creazione di un registro digitale condiviso e immutabile delle transazioni".

Pertanto, le informazioni registrate in una blockchain vengono archiviate in una rete informatica decentralizzata, il che aumenta la trasparenza e la sicurezza, poiché ogni transazione viene convalidata e registrata tramite consenso tra i partecipanti alla rete.

Krawiec (2018) sottolinea che la blockchain nel settore sanitario offre la promessa di "garantire l'integrità e la sicurezza dei dati sanitari, nonché di migliorare l'interoperabilità tra i sistemi sanitari".

È particolarmente importante in un ambiente in cui lo scambio di informazioni sanitarie tra diversi sistemi e organizzazioni spesso deve affrontare sfide in termini di sicurezza e affidabilità.

L'uso della blockchain può aiutare a mitigare queste sfide fornendo una registrazione sicura e immutabile di tutte le transazioni di dati sanitari, dal momento in cui vengono creati fino al loro utilizzo finale.

Questa maggiore trasparenza e sicurezza possono generare una maggiore fiducia nelle informazioni sanitarie e una migliore collaborazione tra i diversi attori del sistema sanitario.

La tecnologia dei registri distribuiti ha acquisito importanza negli ultimi anni grazie alla sua capacità di fornire trasparenza, sicurezza e decentralizzazione in varie applicazioni, inclusa l'assistenza sanitaria.

Costituito da una rete di computer (nodi) che mantengono una copia identica di un record di transazione, noto come "blocco", ogni nuovo blocco contiene un elenco di transazioni valide ed è collegato al blocco precedente, formando una catena di blocchi.

Una volta registrata in un blocco, una transazione è immutabile e non può essere modificata senza il consenso della maggior parte dei partecipanti alla rete.

Nel settore sanitario, la blockchain offre un potenziale rivoluzionario per la gestione dei dati medici. Le cartelle cliniche digitali possono essere archiviate in modo sicuro e decentralizzato, consentendo ai pazienti e agli operatori sanitari di accedere e condividere le informazioni in modo efficiente e sicuro.

La tecnologia blockchain, infatti, può essere utilizzata per tracciare la storia dei medicinali dalla produzione alla distribuzione, garantendone l'autenticità e riducendo i rischi di contraffazione o adulterazione.

Anche i dispositivi medici connessi all'Internet of Things (IoT) possono essere registrati e autenticati sulla blockchain, garantendo l'integrità e la sicurezza dei dati raccolti. Inoltre, la blockchain può essere una soluzione per gestire il consenso dei pazienti alla condivisione dei dati sanitari, rispettando le loro preferenze individuali.

Infine, la tecnologia blockchain facilita lo scambio sicuro di dati di ricerca tra istituzioni, promuovendo trasparenza e integrità nei risultati ottenuti.

Nonostante i suoi numerosi vantaggi, la blockchain deve affrontare sfide significative nel settore sanitario. Scalabilità, regolamentazione, interoperabilità e privacy sono considerazioni importanti che devono essere affrontate.

Tuttavia, con una chiara comprensione delle sfide e dei vantaggi, la blockchain ha il potenziale per rivoluzionare il modo in cui vengono gestiti i dati sanitari, offrendo importanti vantaggi per i pazienti, gli operatori sanitari e le istituzioni del settore.

La blockchain ha il potenziale per trasformare il modo in cui i dati sanitari vengono gestiti, condivisi e protetti. Grazie alla sicurezza, alla trasparenza e all'efficienza, la blockchain può promuovere una migliore collaborazione tra le parti interessate del settore sanitario, migliorando così la qualità delle cure e guidando l'innovazione nel settore sanitario.

Tuttavia, sfide come la scalabilità, la regolamentazione e l'interoperabilità devono essere superate affinché la blockchain possa raggiungere il suo pieno potenziale nel settore sanitario.

Chirurgia Robotica

La chirurgia robotica in medicina è un approccio avanzato che combina la tecnologia robotica con le tecniche chirurgiche per eseguire procedure in modo preciso e controllato.

Secondo Shah, Amin e Gopal (2021), comporta l'uso di sistemi robotici controllati da chirurghi per eseguire interventi con maggiore precisione e destrezza rispetto a quanto sarebbe possibile con le sole mani umane.

Questa tecnologia offre un'ampia gamma di applicazioni in varie specialità chirurgiche, dalla chirurgia cardiaca e urologica alle procedure ginecologiche e gastrointestinali.

Secondo Gagner e Dubuc (2018), la chirurgia robotica è caratterizzata dall'utilizzo di una piattaforma robotica composta da bracci articolati e strumenti chirurgici miniaturizzati.

I bracci robotici sono controllati dal chirurgo attraverso una console di comando, che trasmette i movimenti precisi delle mani del chirurgo agli strumenti posti all'interno del corpo del paziente.

Pertanto, consente una manipolazione più delicata e precisa dei tessuti durante l'intervento chirurgico, con conseguenti incisioni più piccole, meno danni ai tessuti circostanti e un recupero più rapido per il paziente.

La robotica chirurgica offre una serie di vantaggi rispetto ai metodi tradizionali, tra cui maggiore precisione, degenze ospedaliere più brevi, minore perdita di sangue durante l'intervento chirurgico e un minor rischio di complicanze postoperatorie.

La visualizzazione ad alta definizione fornita dai sistemi robotici consente al chirurgo una visione ingrandita e dettagliata del campo chirurgico, facilitando l'identificazione e la rimozione del tessuto malato con maggiore precisione.

L'automazione sta inoltre determinando progressi significativi nel campo della telemedicina, consentendo ai chirurghi di eseguire procedure a distanza con l'aiuto di sistemi robotici controllati a distanza.

Pertanto, può facilitare l'accesso alle cure chirurgiche specializzate in aree remote o scarsamente servite, nonché consentire la collaborazione tra chirurghi in diverse località geografiche.

In altre parole, la chirurgia robotica rappresenta un'importante evoluzione nella pratica chirurgica, offrendo una combinazione unica di precisione, controllo e accessibilità a vantaggio sia dei pazienti che degli operatori sanitari.

La tendenza è che l'intelligenza artificiale realizzi progressi significativi in termini di efficienza e sicurezza delle procedure.

Per Wang et al. (2019), L'intelligenza artificiale nella chirurgia robotica si riferisce alla capacità dei sistemi robotici di apprendere dai dati, riconoscere modelli e prendere decisioni autonome durante le operazioni. Questa capacità è essenziale per migliorare la precisione dei movimenti del robot e migliorare l'assistenza al chirurgo.

L'applicazione dell'intelligenza artificiale nella chirurgia robotica copre diverse aree, dalla pianificazione preoperatoria all'esecuzione della procedura.

Nella pianificazione, gli algoritmi di intelligenza artificiale possono analizzare immagini mediche, come scansioni TC e risonanza magnetica, per aiutare a identificare le strutture anatomiche e definire la migliore strategia chirurgica (Patel et al., 2020).

Durante l'intervento chirurgico, i sistemi di intelligenza artificiale possono monitorare continuamente i dati del paziente come segni vitali e parametri fisiologici, avvisando il chirurgo di eventuali cambiamenti che richiedono un intervento immediato.

L'intelligenza artificiale nella chirurgia robotica, infatti, guida l'innovazione anche nello sviluppo di nuove tecniche e procedure chirurgiche. Come evidenziato da Smith et al. (2021), la capacità dell'intelligenza artificiale di elaborare grandi volumi di dati ed eseguire analisi complesse consente lo sviluppo di approcci chirurgici personalizzati adattati alle esigenze specifiche di ciascun paziente.

In questo contesto spicca l'utilizzo di algoritmi di machine learning per ottimizzare la traiettoria degli strumenti chirurgici, minimizzando i traumi ai tessuti circostanti e accelerando il recupero postoperatorio.

Infine, come evidenziato da Jones et al. (2018), l'integrazione dell'intelligenza artificiale nella chirurgia robotica rappresenta un progresso significativo in medicina, fornendo una potente combinazione di precisione robotica e intelligenza artificiale.

Questa combinazione promette di rivoluzionare la pratica chirurgica, offrendo risultati più prevedibili, riducendo i tempi della procedura e migliorando i risultati clinici per i pazienti.

Realtà Aumentata (AR) e Realtà Virtuale (VR)

La realtà aumentata (AR) e la realtà virtuale (VR) stanno rivoluzionando il modo in cui viene praticata la medicina, offrendo una gamma di applicazioni che vanno dalla formazione degli operatori sanitari alla pianificazione chirurgica e alla riabilitazione del paziente.

L'AR combina elementi virtuali con l'ambiente reale, mentre la VR crea un ambiente completamente virtuale. Entrambe le tecnologie offrono importanti vantaggi per l'assistenza sanitaria.

Secondo il dottor Rafael Grossmann, pioniere nell'uso della realtà aumentata negli interventi chirurgici, queste tecnologie "hanno il potenziale per trasformare il modo in cui i medici praticano e i pazienti sperimentano la medicina".

I vantaggi includono una formazione più coinvolgente e realistica per gli operatori sanitari, che consente loro di esercitarsi in procedure complesse in un ambiente simulato prima di eseguirle su pazienti reali.

Inoltre, AR e VR facilitano la pianificazione preoperatoria consentendo ai chirurghi di visualizzare organi e strutture anatomiche in 3D, il che può migliorare la precisione e i risultati degli interventi chirurgici.

Per i pazienti, queste tecnologie possono essere utilizzate nella riabilitazione, fornendo ambienti virtuali interattivi che incoraggiano il movimento e la partecipazione attiva al recupero. Con l'avanzare della tecnologia, si prevede che AR e VR diventeranno sempre più accessibili e integrate nella pratica clinica, offrendo nuove entusiasmanti possibilità per la medicina del futuro.

Leggi Sulla Protezione dei Dati Sanitari

Le leggi generali sulla protezione dei dati sanitari sono essenziali per garantire la privacy e la sicurezza delle informazioni personali dei pazienti nel contesto dei servizi sanitari.

Queste leggi stabiliscono linee guida e regolamenti per l'uso, l'archiviazione e la condivisione dei dati sanitari, con l'obiettivo di proteggere i diritti e la privacy delle persone.

Secondo Kumar e Puraswani (2020), le leggi sulla protezione dei dati sanitari sono definite come "un insieme di norme giuridiche che disciplinano la raccolta, l'elaborazione, l'archiviazione e la condivisione delle informazioni sanitarie, con l'obiettivo di proteggere la privacy e la riservatezza dei dati dei pazienti.

Per Greenberg (2021), "la protezione dei dati è essenziale per mantenere l'integrità e la riservatezza delle informazioni sanitarie, prevenendo possibili violazioni che potrebbero avere gravi conseguenze per le persone colpite".

Senza un quadro giuridico forte, le informazioni sanitarie personali possono essere esposte a rischi, dalla frode alla discriminazione.

Uno dei fondamenti principali di queste leggi è il consenso informato. I pazienti devono essere adeguatamente informati su come i loro dati sanitari verranno raccolti, utilizzati e condivisi e devono dare il consenso esplicito a tali pratiche.

Il consenso informato è essenziale per garantire che i pazienti abbiano il controllo sulle proprie informazioni e possano prendere decisioni informate sulla propria privacy.

Come affermano D'Amour e Feizi (2018), "il consenso informato è un principio etico fondamentale che è alla base delle leggi sulla protezione dei dati sanitari, garantendo che i pazienti abbiano autonomia e controllo sulle proprie informazioni personali".

Tra i principi rientra anche la necessità di sicurezza e riservatezza dei dati, comprese le misure per proteggere i dati da accessi non autorizzati, uso improprio, perdita o violazione.

Le organizzazioni sanitarie devono implementare controlli di sicurezza adeguati, come crittografia, autenticazione degli utenti e controlli di accesso, per garantire l'integrità e la riservatezza dei dati dei pazienti.

Evidenziato da Li et al. (2019), "la sicurezza dei dati è una componente essenziale delle leggi sulla protezione dei dati sanitari, poiché garantisce che le informazioni personali dei pazienti siano protette dalle minacce alla sicurezza informatica e da altre vulnerabilità".

Un'altra linea guida è l'anonimizzazione dei dati, che è il processo mediante il quale le informazioni personali vengono modificate o rimosse dai set di dati in modo che le persone a cui si riferiscono i dati non possano più essere identificate.

Di Machanavajjhala et al. (2007), l'anonimizzazione dei dati è definita come "il processo di modifica dei dati per rimuovere o oscurare informazioni che potrebbero identificare individui specifici, in modo che i dati diventino irreversibilmente anonimi".

Questo processo prevede tecniche come la rimozione di identificatori diretti, come nomi e numeri di identificazione, e l'applicazione di metodi statistici per mascherare le caratteristiche individuali dei dati, garantendo che le identità delle persone rimangano protette.

L'anonimizzazione dei dati è essenziale per garantire la privacy e la sicurezza delle informazioni personali, soprattutto in contesti in cui i dati verranno condivisi o utilizzati per ricerche, analisi o altri scopi secondari.

La pseudonimizzazione è definita da Machanavajjhala et al. (2007), la pseudonimizzazione è "la sostituzione degli identificatori diretti di un documento con identificatori fittizi, in modo che i documenti possano essere collegati tra loro senza rivelare l'identità degli individui".

Questa tecnica consente di continuare a utilizzare i dati in modo efficace per scopi legittimi, come ricerca e analisi, proteggendo al tempo stesso l'identità delle persone e riducendo al minimo il rischio di violazioni della privacy.

La pseudonimizzazione viene spesso utilizzata insieme ad altre misure di protezione dei dati, come la crittografia, per garantire la sicurezza e la privacy delle informazioni personali.

Il contesto globale della protezione dei dati sanitari varia in modo significativo, riflettendo i diversi approcci e le priorità dei diversi paesi.

Negli Stati Uniti, l'Health Insurance Portability and Accountability Act (HIPAA) stabilisce standard per proteggere la privacy delle informazioni mediche, mentre nell'Unione Europea, il Regolamento generale sulla protezione dei dati (GDPR) fornisce un approccio completo alla protezione dei dati, compresi i dati sanitari . .

Secondo Johnson (2020), "la diversità delle normative sulla protezione dei dati nel mondo riflette la complessità e l'importanza della protezione delle informazioni sanitarie in diversi contesti culturali e legali".

Storicamente, l'evoluzione delle leggi sulla protezione dei dati nel settore sanitario ha iniziato a prendere piede alla fine del XX secolo, quando la digitalizzazione delle cartelle cliniche è diventata più comune.

Negli Stati Uniti, l'HIPAA è stata emanata nel 1996, segnando un punto di svolta nella protezione delle informazioni sanitarie. La legge stabilisce standard di sicurezza e privacy per proteggere i dati medici dei pazienti.

Nell'Unione Europea, il GDPR, entrato in vigore nel 2018, ha sostituito la vecchia Direttiva sulla protezione dei dati del

1995, ampliando i diritti degli individui sui propri dati personali e imponendo obblighi più severi alle organizzazioni.

Oggi, con la crescente digitalizzazione dei servizi sanitari e il crescente utilizzo di tecnologie come big data e intelligenza artificiale, l'importanza delle leggi sulla protezione dei dati nel settore sanitario è ancora più evidente.

La protezione dei dati sanitari non solo previene le violazioni della privacy, ma garantisce anche che le innovazioni tecnologiche siano sviluppate e implementate in modo etico e sicuro.

Greenberg (2021) sottolinea che "il rispetto delle leggi sulla protezione dei dati è fondamentale per garantire che le tecnologie emergenti nel settore sanitario siano adottate in modo da rispettare i diritti e la privacy dei pazienti".

Le sfide legate all'implementazione e al mantenimento di leggi efficaci sulla protezione dei dati sanitari includono rapidi sviluppi tecnologici, che possono superare la legislazione esistente, e la necessità di armonizzare le normative globali.

Johnson (2020) suggerisce che "una delle sfide più grandi è garantire che le leggi siano sufficientemente flessibili da tenere il passo con l'innovazione tecnologica fornendo allo stesso tempo una forte protezione per i dati sanitari".

Il futuro delle leggi sulla protezione dei dati nel settore sanitario vedrà probabilmente una maggiore collaborazione internazionale e l'adozione di migliori pratiche per affrontare le sfide emergenti.

GDPR

Si tratta della legislazione dell'Unione Europea entrata in vigore nel maggio 2018. Il suo obiettivo principale è rafforzare e unificare la protezione dei dati personali dei cittadini dell'UE e regolamentare il modo in cui le organizzazioni trattano questi dati.

Il consenso è un elemento centrale del (GDPR). Si tratta, in sintesi, di una manifestazione libera, specifica, informata ed inequivocabile della volontà dell'interessato, con la quale questi accetta, mediante una dichiarazione o un atto positivo inequivocabile, che i suoi dati personali siano oggetto di trattamento .

Il diritto alla portabilità, a sua volta, consente alle persone di ricevere i propri dati personali in un formato strutturato, di uso comune e leggibile da dispositivo automatico, e di avere il diritto di trasmettere tali dati a un'altra organizzazione senza ostacoli, quando tecnicamente possibile.

Pertanto, gli individui hanno il potere di trasferire i propri dati da un'azienda all'altra, facilitando lo scambio tra fornitori di servizi.

Questi diritti mirano a rafforzare il controllo degli individui sui propri dati personali, promuovendo la trasparenza, la responsabilità e la protezione della privacy nell'ambiente digitale.

Le istituzioni sanitarie devono essere preparate a rispondere tempestivamente alle richieste di accesso e portabilità dei dati degli individui, in conformità con i requisiti stabiliti dal GDPR.

Un altro punto è la notifica delle violazioni, che si riferisce all'obbligo delle organizzazioni di avvisare le autorità di regolamentazione competenti, e in alcuni casi gli stessi individui, quando si verifica una violazione dei dati che potrebbe rappresentare un rischio per i diritti e le libertà. delle persone.

Le organizzazioni devono fornire una descrizione dettagliata della natura della violazione, delle possibili conseguenze e delle misure adottate per affrontarla.

La segnalazione delle violazioni ha principalmente lo scopo di garantire che le autorità di regolamentazione e le persone interessate siano informate degli incidenti relativi alla sicurezza dei dati in modo che possano adottare misure adeguate per proteggere i propri diritti e intraprendere azioni correttive se necessario.

Sono previste sanzioni imposte dalle conseguenze stabilite dal GDPR per le organizzazioni che violano le sue disposizioni, comprese multe significative in caso di mancato rispetto delle norme sulla protezione dei dati.

A seconda della gravità della violazione e della risposta dell'organizzazione alle misure correttive suggerite dalle autorità di protezione dei dati, le sanzioni possono raggiungere i 20 milioni di euro o fino al 4% delle entrate globali annuali dell'istituzione. Sia per violazioni gravi come il mancato consenso ai dati, violazioni dei principi fondamentali del trattamento dei dati, mancanza di trasparenza e mancata risposta alle richieste di accesso o cancellazione dei dati.

Per violazioni meno gravi, le sanzioni possono arrivare fino a 10 milioni di euro o fino al 2% del fatturato globale annuo dell'organizzazione, a seconda di quale valore sia maggiore.

Tra queste possono rientrare, ad esempio, violazioni di obblighi amministrativi, come la mancata tenuta dei registri del trattamento dei dati, la mancata effettuazione di valutazioni d'impatto sulla protezione dei dati, o la mancata notifica di una violazione dei dati alle autorità competenti entro il termine stabilito.

HIPAA

La legislazione statunitense emanata nel 1996 che stabilisce gli standard per la privacy e la sicurezza delle informazioni sanitarie, HIPAA si applica a organizzazioni, fornitori, piani e aziende che elaborano dati sanitari per conto di queste entità.

Stabilisce regole chiare su chi può accedere alle informazioni sanitarie protette (PHI), in quali circostanze e per quali scopi.

L'HIPAA richiede l'autorizzazione scritta dei pazienti prima di divulgare le proprie informazioni sanitarie a terzi, garantisce ai pazienti importanti diritti sulle proprie cartelle cliniche e richiede la protezione degli identificatori personali per prevenire l'errata identificazione dei pazienti.

Inoltre, la legislazione affronta la sicurezza dei dati sanitari, richiedendo garanzie tecniche, amministrative e fisiche per proteggere le informazioni dall'accesso, dall'uso improprio e dalla divulgazione non autorizzata.

Le sanzioni dell'HIPAA (Health Insurance Portability and Accountability Act) si applicano alle organizzazioni sanitarie e ad altri enti coperti che violano le sue disposizioni e variano a seconda della gravità della violazione e delle circostanze specifiche del caso.

Sanzioni civili possono essere imposte dal Dipartimento della Salute e dei Servizi Umani (HHS) degli Stati Uniti e sono determinate in base alla gravità della violazione.

Possono variare da 100 a 50.000 dollari per violazione, con un limite annuale di 1.500.000 dollari per tipo di violazione.

Nei casi più gravi di violazione intenzionale o per negligenza grave delle disposizioni HIPAA, l'HHS può deferire il caso al Dipartimento di Giustizia degli Stati Uniti per indagini ed eventuali procedimenti penali.

Le sanzioni penali possono comportare pene detentive e multe significative per gli individui o le organizzazioni responsabili.

Oltre alle sanzioni civili e penali, l'HHS può imporre sanzioni amministrative, come accordi di risoluzione, ordini di correzione e monitoraggio della conformità per garantire che l'organizzazione corregga le proprie pratiche e rispetti l'HIPAA.

Le sanzioni HIPAA hanno lo scopo di garantire il rispetto da parte delle organizzazioni sanitarie degli standard di privacy e sicurezza stabiliti dalla legislazione, promuovendo la protezione delle informazioni sanitarie degli individui e la sicurezza dei dati sanitari in generale. .

Secondo Appari e Johnson (2010), l'HIPAA è fondamentale perché garantisce che le informazioni mediche sensibili siano protette da accessi non autorizzati, consentendo al contempo la fluidità necessaria per lo scambio di informazioni tra operatori sanitari per migliorare la qualità dell'assistenza.

La legislazione richiede inoltre alle organizzazioni sanitarie di implementare garanzie fisiche, amministrative e tecniche per proteggere le informazioni sanitarie dei pazienti, che sono vitali in un contesto di crescente digitalizzazione delle cartelle cliniche.

Secondo Rouse (2014), l'HIPAA non solo protegge la privacy dei pazienti, ma promuove anche la fiducia del pubblico nel sistema sanitario digitale.

La conformità all'HIPAA è essenziale per garantire ai pazienti che le loro informazioni sanitarie saranno trattate con la massima riservatezza e sicurezza, il che è fondamentale per l'accettazione e l'adozione delle tecnologie sanitarie digitali.

L'HIPAA stabilisce requisiti chiari per rispondere alle violazioni dei dati, aiutando le organizzazioni sanitarie a essere meglio preparate ad affrontare gli incidenti di sicurezza e a ridurre al minimo l'impatto di potenziali violazioni dei dati.

Come esempi di casi reali in cui sono state imposte multe, possiamo citare Anthem Inc., un assicuratore sanitario, che ha accettato di pagare una multa record di 16 milioni di dollari nel 2018 dopo una violazione dei dati che ha esposto le informazioni sanitarie di 79 milioni di persone, a causa di violazioni della sicurezza e pratiche inadeguate di protezione dei dati.

Il Massachusetts General Hospital ha accettato di pagare una multa di 1 milione di dollari nel 2011 dopo aver perso le cartelle cliniche di 192 pazienti. La violazione si è verificata quando un dipendente dell'ospedale ha lasciato su un treno documenti contenenti informazioni mediche riservate.

Sempre nel 2011, Cignet Health, una clinica medica del Maryland, è stata multata di 4,3 milioni di dollari per essersi rifiutata di fornire cartelle cliniche ai pazienti su richiesta. Questi sono solo alcuni esempi di casi in cui sono state emesse multe significative a causa di violazioni dell'HIPAA.

LGPD

La Legge Generale sulla Protezione dei Dati (LGPD) è una legislazione brasiliana entrata in vigore a settembre 2020.

Il suo obiettivo è regolamentare il trattamento dei dati personali da parte di aziende e organizzazioni in Brasile, compresi i dati sanitari, con l'obiettivo di proteggere la privacy dei cittadini e garantire il controllo sulle loro informazioni personali.

Si ispira fortemente al GDPR dell'Unione Europea e stabilisce linee guida chiare per l'uso, l'archiviazione e la condivisione dei dati personali.

Secondo Doneda e Medaglia (2019), la LGPD è fondamentale perché stabilisce un quadro normativo chiaro per la raccolta, la conservazione e il trattamento dei dati personali, fornendo maggiore certezza giuridica sia ai proprietari dei dati che alle aziende.

Questa legislazione impone alle organizzazioni di adottare misure tecniche e amministrative per proteggere i dati personali, che è importante per garantire la riservatezza e l'integrità delle informazioni.

Secondo Ferreira e Almeida (2020), la LGPD non solo protegge la privacy delle persone, ma promuove anche la fiducia del pubblico nell'uso delle tecnologie digitali.

Il rispetto della LGPD è essenziale per garantire agli utenti che i loro dati saranno trattati in modo responsabile e sicuro, promuovendo una maggiore accettazione e utilizzo dei servizi digitali.

Le sanzioni previste per le organizzazioni che violano le sue disposizioni comprendono avvertimenti, multe fino al 2% del fatturato annuo della società (limitato a R$ 50 milioni per violazione) e sospensione parziale o totale delle attività di trattamento dei dati.

PIPEDA

Il Personal Information Protection and Electronic Documents Act (PIPEDA) è una legislazione canadese che regola la raccolta, l'uso e la divulgazione di informazioni personali da parte delle aziende del settore privato.

Fin dalla sua implementazione nel 2001, PIPEDA ha mirato a proteggere la privacy delle persone stabilendo regole sulla raccolta, l'uso e la divulgazione dei dati personali.

Gli aspetti chiave della legge includono la richiesta di un consenso esplicito per la raccolta e l'uso delle informazioni personali, la limitazione dell'uso di tali informazioni per scopi specifici, il diritto degli individui di accedere e correggere i propri dati e l'obbligo delle organizzazioni di garantire la sicurezza e protezione dei dati personali.

Secondo Greenberg e Roos (2015), PIPEDA è essenziale per proteggere la privacy delle persone nel contesto di un ambiente digitale in rapida crescita.

Inoltre, PIPEDA impone l'obbligo di attuare misure di sicurezza adeguate per proteggere le informazioni personali contro la perdita, il furto o l'accesso non autorizzato, promuovendo la fiducia dei consumatori nelle transazioni elettroniche e nell'economia digitale.

Bennett e Raab (2018) notano che PIPEDA svolge anche un ruolo cruciale nell'armonizzazione delle pratiche di protezione dei dati in Canada con gli standard internazionali, facilitando il commercio e la cooperazione transfrontalieri.

La conformità PIPEDA aiuta le aziende canadesi a garantire che le loro operazioni siano conformi alle normative globali sulla privacy, come il GDPR in Europa, promuovendo un approccio coerente a livello globale alla protezione dei dati.

PIPEDA si applica alle organizzazioni che operano in Canada ed è supervisionato dal Commissario per la privacy del Canada, che ha l'autorità di indagare sui reclami e imporre sanzioni alle organizzazioni che non rispettano le disposizioni di legge.

Le sanzioni imposte includono indagini, udienze e accordi di consenso condotti dal Commissario per la privacy del Canada. In caso di non conformità, il Commissario può emettere ordini di correzione e chiedere sanzioni tramite la Corte Federale del Canada.

Privacy Act

L'Australian Privacy Act del 1988 è una legislazione fondamentale che regola il modo in cui le organizzazioni e gli enti governativi raccolgono, utilizzano, archiviano e divulgano le informazioni personali.

Una delle principali sfide che questa legislazione deve affrontare, come discusso da Clarke (2019), è la rapida evoluzione tecnologica che mette continuamente alla prova i limiti della legge.

Clarke sostiene che il costante progresso delle tecnologie digitali, come i big data, l'intelligenza artificiale e l'Internet delle cose (IoT), richiede continui aggiornamenti e adattamenti della legislazione per garantire che la privacy delle persone rimanga efficacemente protetta. .

Le lacune e le ambiguità della legge possono essere sfruttate, mettendo a rischio la privacy dei cittadini. La mancanza di una risposta agile da parte delle autorità di regolamentazione per adeguare la legge sulla privacy alle nuove realtà tecnologiche e alle pratiche commerciali emergenti è una sfida significativa che deve essere affrontata per mantenere la fiducia del pubblico e la protezione dei dati personali.

Le Sfide della LGPD

Con il progresso della tecnologia e la crescente digitalizzazione delle informazioni in tutto il mondo, la protezione dei dati personali è diventata una preoccupazione globale sempre più urgente. In risposta a questa preoccupazione, diverse giurisdizioni hanno promulgato leggi sulla protezione dei dati per regolamentare il trattamento delle informazioni personali da parte delle organizzazioni e garantire la privacy e la sicurezza degli individui.

Tuttavia, la natura transfrontaliera dei dati e la diversità delle leggi sulla protezione dei dati nei diversi paesi rappresentano sfide significative per le imprese e i governi di tutto il mondo.

L'armonizzazione degli standard rappresenta una sfida per le organizzazioni che operano a livello globale a causa della diversità delle leggi sulla protezione dei dati nelle diverse giurisdizioni. Questo scenario implica costi elevati, complessità amministrativa e rischio di non conformità.

Per affrontare queste sfide, le aziende in genere adottano un approccio di conformità globale, implementando politiche e procedure che soddisfano i più elevati standard di protezione dei dati in tutte le loro attività.

Anche la cooperazione internazionale e lo scambio delle migliori pratiche sono essenziali per promuovere l'armonizzazione e la semplificazione delle leggi sulla protezione dei dati a livello globale.

La sicurezza dei dati sanitari è una sfida in un mondo sempre più digitalizzato. Con la proliferazione delle cartelle cliniche elettroniche, dei dispositivi medici connessi e della telemedicina, le organizzazioni sanitarie si trovano ad affrontare una crescente varietà di minacce informatiche che possono compromettere la privacy e l'integrità dei dati dei pazienti.

Per affrontare queste sfide, le organizzazioni stanno investendo in tecnologie avanzate di sicurezza informatica, promuovendo una cultura di consapevolezza tra i dipendenti e collaborando in modo proattivo con altri stakeholder del settore per identificare e mitigare le minacce in modo tempestivo.

La sicurezza dei dati sanitari non è solo una priorità etica ma anche un requisito normativo, con importanti implicazioni per la fiducia dei pazienti e la reputazione delle organizzazioni sanitarie.

L'adozione di nuove tecnologie, come l'intelligenza artificiale (AI), offre interessanti opportunità per far progredire l'assistenza sanitaria consentendo diagnosi più accurate, trattamenti personalizzati e una migliore gestione dei dati sanitari.

Tuttavia, è necessario trovare un equilibrio tra l'innovazione guidata dalla tecnologia e la protezione della privacy dei dati dei pazienti. Poiché l'intelligenza artificiale fa affidamento su grandi volumi di dati per addestrare e migliorare gli algoritmi, sorgono preoccupazioni sulla sicurezza e la riservatezza di questi dati.

Pertanto, le organizzazioni sanitarie devono implementare solide misure di sicurezza informatica e privacy dei dati, garantendo che i pazienti abbiano il controllo su come le loro informazioni vengono raccolte, utilizzate e condivise.

È essenziale, infatti, che le organizzazioni sanitarie rispettino le normative sulla protezione dei dati, come il GDPR nell'Unione Europea e la LGPD in Brasile, che stabiliscono requisiti rigorosi per il trattamento delle informazioni personali.

Ciò include l'implementazione di pratiche sulla privacy progettando e conducendo valutazioni di impatto sulla privacy, garantendo che la privacy dei pazienti sia presa in considerazione in ogni fase dello sviluppo e dell'implementazione delle tecnologie basate sull'intelligenza artificiale.

Trovando il giusto equilibrio tra innovazione e tutela della privacy, le organizzazioni sanitarie possono massimizzare i vantaggi della tecnologia garantendo al tempo stesso la fiducia e la sicurezza dei pazienti.

L'educazione e la consapevolezza sui diritti e sulle responsabilità riguardanti i dati sanitari sono essenziali sia per i pazienti che per gli operatori sanitari.

I pazienti dovrebbero comprendere i propri diritti alla privacy, compreso il diritto di accedere, correggere e controllare l'uso delle proprie informazioni sanitarie.

D'altro canto, gli operatori sanitari dovrebbero essere formati sulle migliori pratiche di protezione dei dati e di sicurezza informatica, assicurandosi che siano a conoscenza delle leggi e dei regolamenti pertinenti, come l'HIPAA negli Stati Uniti e l'LGPD in Brasile.

Dovrebbero inoltre comprendere l'importanza di ottenere il consenso informato dei pazienti prima di condividere le loro informazioni sanitarie e adottare misure adeguate per proteggere la riservatezza e l'integrità dei dati sanitari.

Promuovendo l'educazione e la consapevolezza sia dei pazienti che degli operatori sanitari, possiamo rafforzare la protezione dei dati sanitari e promuovere una cultura della sicurezza e della privacy nel settore sanitario.

La diversità delle leggi sulla protezione dei dati nei diversi paesi presenta sfide significative per le aziende e i governi che operano in più giurisdizioni, richiedendo un approccio globale e collaborativo per garantire la conformità e la protezione dei diritti individuali.

Misure Di Sicurezza e Rischi Per La Sicurezza Informatica

La crittografia è una tecnica utilizzata per proteggere la riservatezza e l'integrità delle informazioni, rendendole illeggibili a qualsiasi persona non autorizzata.

Nel contesto sanitario, la crittografia gioca un ruolo chiave nella protezione dei dati sensibili dei pazienti, come informazioni mediche, diagnosi, cartelle cliniche e dati sui trattamenti.

Come evidenziato da Martín et al. (2019), l'importanza della crittografia in ambito sanitario risiede nella necessità di garantire la sicurezza e la privacy dei dati dei pazienti, proteggendoli da accessi non autorizzati, violazioni della sicurezza e usi impropri.

Crittografando queste informazioni, le istituzioni sanitarie possono ridurre significativamente il rischio di esposizione a hacker e attacchi informatici, garantendo che i dati rimangano riservati e protetti.

Il controllo degli accessi è una misura di sicurezza cruciale nel contesto sanitario, che mira a regolamentare e monitorare l'accesso alle informazioni sanitarie, consentendo solo al personale autorizzato di visualizzare, modificare o condividere i dati sensibili dei pazienti.

Secondo Schreiber et al. (2016), il controllo degli accessi svolge un ruolo fondamentale nel proteggere la riservatezza e la privacy delle informazioni sanitarie, garantendo che solo gli operatori sanitari autorizzati possano accedere alle cartelle cliniche dei pazienti.

Questa misura aiuta a mitigare il rischio di violazioni della sicurezza e accesso non autorizzato proteggendo i dati da usi impropri o divulgazione non autorizzata.

Il controllo degli accessi consente alle istituzioni sanitarie di implementare politiche di sicurezza più forti e di conformarsi alle normative sulla privacy dei dati come HIPAA negli Stati Uniti e GDPR nell'Unione Europea, promuovendo la fiducia dei pazienti e mantenendo l'integrità dei dati. Cartelle cliniche.

Malware e ransomware sono tipi di software dannosi progettati per danneggiare, accedere o controllare illegalmente dispositivi, sistemi informativi o reti di computer.

Malware è un termine generale che copre un'ampia varietà di programmi dannosi, inclusi virus, worm, cavalli di Troia e spyware, che possono essere utilizzati per rubare informazioni sensibili, danneggiare sistemi o eseguire altre attività dannose.

D'altra parte, il ransomware è un tipo specifico di malware che crittografa i file di sistema o blocca l'accesso ai dispositivi e richiede il pagamento di un riscatto per ripristinare l'accesso o decrittografare i file.

Secondo Check Point Software Technologies Ltd., una delle principali società di sicurezza informatica, il malware è "codice software dannoso progettato per causare danni a un computer, server o rete".

Questo malware può essere distribuito in vari modi, ad esempio tramite e-mail di phishing, siti Web infetti, download di file o dispositivi USB compromessi.

Allo stesso modo, il ransomware è descritto come "un tipo di malware che crittografa i file su un computer o un dispositivo mobile e richiede un riscatto da parte dell'utente per sbloccare l'accesso ai dati".

Questa definizione evidenzia la natura estorsiva del ransomware, che mira a costringere le vittime a pagare un riscatto per riottenere l'accesso ai propri dati.

Le minacce sopra menzionate pongono seri rischi per la sicurezza delle informazioni e possono causare danni significativi ad aziende e privati, evidenziando l'importanza di proteggersi da malware e ransomware attraverso solide misure di sicurezza informatica.

Il phishing è una tecnica utilizzata dai criminali informatici per indurre le persone a ottenere informazioni sensibili come password, informazioni finanziarie o dettagli di identificazione personale.

Ciò avviene solitamente tramite e-mail, messaggi di testo, telefonate o siti Web fraudolenti che si spacciano per entità legittime, come banche, aziende o istituti sanitari.

I truffatori spesso inducono le vittime a fare clic su collegamenti dannosi, a condividere le proprie informazioni personali o a scaricare file infetti, compromettendo così la sicurezza dei propri dati.

Nel settore sanitario, il phishing può colpire pazienti, operatori sanitari e dipendenti di istituti medici.

Ad esempio, i criminali possono inviare e-mail contraffatte che sembrano comunicazioni ufficiali di ospedali o assicurazioni sanitarie, richiedendo informazioni sensibili sui pazienti come numeri di previdenza sociale, date di nascita o informazioni di pagamento.

I truffatori, infatti, possono utilizzare tecniche di phishing per accedere ai sistemi di cartelle cliniche elettroniche o alle reti ospedaliere, cercando di rubare dati sensibili o causare interruzioni dei servizi sanitari.

Il phishing nel settore sanitario può avere gravi conseguenze, tra cui la compromissione della privacy dei pazienti, il furto di informazioni mediche sensibili, l'accesso non autorizzato ai sistemi sanitari e l'interruzione dei servizi medici.

Pertanto, è essenziale che le organizzazioni e i professionisti sanitari siano consapevoli di queste minacce e implementino solide misure di sicurezza informatica, come corsi di sensibilizzazione sulla sicurezza, sistemi di rilevamento del phishing e politiche di protezione dei dati, per proteggersi dagli attacchi. phishing e garantire la sicurezza delle informazioni sanitarie.

I difetti del software si riferiscono a bug, errori di programmazione o vulnerabilità nei sistemi e nelle applicazioni di sanità digitale che possono essere sfruttati dagli aggressori informatici per accedere a informazioni sensibili o compromettere l'integrità e la disponibilità dei dati.

Questi errori possono verificarsi per diversi motivi, tra cui errori di codifica, mancanza di aggiornamenti di sicurezza, progettazione software scadente o mancata implementazione di protocolli di sicurezza adeguati.

Le suddette vulnerabilità possono essere sfruttate in vari modi, ad esempio attacchi SQL injection, attacchi DDoS (Denial of Service), sfruttamento delle porte aperte o difetti di autenticazione.

Una volta identificate e sfruttate queste falle, gli aggressori possono ottenere l'accesso non autorizzato ai sistemi sanitari, alle cartelle cliniche elettroniche, ai dispositivi medici connessi all'Internet delle cose (IoT) o ad altre informazioni mediche sensibili.

Le conseguenze dei guasti dei software nella sanità digitale possono essere gravi, inclusa la fuga di informazioni mediche personali, l'interruzione dei servizi sanitari, la compromissione dell'integrità delle cartelle cliniche, danni alla reputazione delle istituzioni sanitarie e persino rischi per la sicurezza dei pazienti.

Pertanto, è fondamentale che gli sviluppatori di software sanitario adottino forti pratiche di sviluppo sicuro, conducano rigorosi test di sicurezza e implementino adeguate misure di protezione informatica per mitigare queste vulnerabilità e proteggere la privacy e la sicurezza dei dati sanitari.

Le strategie di mitigazione del rischio informatico nel settore sanitario si riferiscono a misure proattive adottate dalle organizzazioni sanitarie per ridurre la probabilità e l'impatto degli attacchi informatici sui loro sistemi e sulle infrastrutture di tecnologia dell'informazione (IT).

Queste strategie includono una varietà di approcci tecnici, organizzativi e di governance progettati per proteggere i dati sanitari sensibili e garantire la sicurezza e la riservatezza delle informazioni sui pazienti.

Una delle strategie chiave è implementare forti misure di sicurezza informatica, come firewall, sistemi di rilevamento delle intrusioni, crittografia dei dati, autenticazione a più fattori e aggiornamenti regolari del software per correggere le vulnerabilità note.

Inoltre, le organizzazioni sanitarie dovrebbero condurre valutazioni periodiche del rischio per identificare potenziali minacce e vulnerabilità nei loro sistemi e reti, nonché sviluppare piani di risposta agli incidenti per affrontare gli attacchi informatici in modo tempestivo.

Un'altra strategia importante è la sensibilizzazione e la formazione sulla sicurezza informatica per dipendenti e operatori sanitari, con l'obiettivo di educarli sulle migliori pratiche di sicurezza, sul riconoscimento delle minacce e su come segnalare gli incidenti di sicurezza.

Ciò include la promozione di una cultura organizzativa della sicurezza informatica in cui tutti i dipendenti comprendano l'importanza di proteggere i dati sanitari e si impegnino a prevenire violazioni della sicurezza.

Secondo gli autori Eric D. Perakslis e Kevin Fu, nel loro articolo "Il valore della sicurezza nel settore sanitario", "la sicurezza informatica nel settore sanitario non è un problema tecnico, ma un problema di sicurezza del paziente".

Sottolineano l'importanza di affrontare le sfide della sicurezza informatica nel settore sanitario come una questione di sicurezza dei pazienti, riconoscendo che l'integrità e la disponibilità dei dati sanitari sono fondamentali per fornire cure sicure ed efficaci.

Pertanto, le strategie di mitigazione del rischio informatico in ambito sanitario devono essere mirate a proteggere la sicurezza, la privacy e la riservatezza delle informazioni dei pazienti, garantendo che i sistemi e i dispositivi sanitari siano resilienti alle minacce informatiche.

Startup e Medtech in Medicina

Le startup e le aziende di tecnologia medica, note come medtech, svolgono un ruolo fondamentale nell'innovazione e nella trasformazione del settore sanitario.

Attraverso soluzioni tecnologiche innovative, queste aziende cercano di migliorare la diagnosi, il trattamento e la gestione delle malattie, oltre a promuovere cure più accessibili ed efficaci per i pazienti.

La loro agilità e attenzione nell'adozione di nuove tecnologie hanno portato a progressi significativi nella medicina, offrendo promesse di un futuro più sano e più connesso.

Una startup è un'azienda emergente che cerca di sviluppare un modello di business innovativo e scalabile, operando generalmente in un ambiente di incertezza e rischio.

Eric Ries, autore del libro "The Lean Startup", definisce una startup come "un'istituzione umana progettata per creare un nuovo prodotto o servizio in condizioni di estrema incertezza".

Queste aziende spesso iniziano con risorse limitate ma cercano una crescita rapida e sostenibile attraverso la sperimentazione, il rapido adattamento e la continua ricerca di opportunità di mercato.

L'obiettivo principale di una startup è trovare un prodotto o servizio che soddisfi le esigenze del mercato in modo unico ed efficace, spesso sfidando le norme consolidate e introducendo innovazioni dirompenti.

Negli ultimi anni, il campo della medicina è stato testimone di una significativa trasformazione guidata dall'innovazione tecnologica.

Le startup stanno svolgendo un ruolo sempre più importante nella trasformazione della medicina, lavorando in varie aree per promuovere l'innovazione e migliorare l'assistenza sanitaria.

Una di queste aree è la salute digitale, in cui le startup sviluppano app mobili, piattaforme online e dispositivi connessi per facilitare ai pazienti l'accesso alle informazioni mediche, il monitoraggio della salute e la gestione delle malattie croniche.

Queste soluzioni offrono maggiore comodità e autonomia ai pazienti fornendo allo stesso tempo agli operatori sanitari dati in tempo reale.

Le startup, infatti, stanno rivoluzionando la telemedicina, offrendo servizi di consulenza medica virtuale che eliminano le barriere geografiche e migliorano l'accesso all'assistenza sanitaria, soprattutto nelle aree remote.

Un altro campo di attività per le startup in medicina è l'intelligenza artificiale (AI) e l'analisi dei dati, dove algoritmi avanzati vengono utilizzati per interpretare grandi volumi di informazioni mediche e generare informazioni utili per diagnosi, prognosi e trattamenti.

Queste soluzioni vengono applicate in settori quali la radiologia, la patologia, la genomica e la medicina di precisione, aiutando gli operatori sanitari a prendere decisioni più precise e personalizzate.

Alcuni si concentrano sul miglioramento dell'efficienza e della qualità dei sistemi sanitari, sullo sviluppo di soluzioni per la gestione elettronica delle cartelle cliniche, sull'ottimizzazione dei processi ospedalieri, sulla logistica dei farmaci e delle forniture mediche e sul coinvolgimento dei pazienti.

Queste iniziative mirano a ridurre i costi operativi, migliorare il coordinamento delle cure e aumentare la soddisfazione dei pazienti, contribuendo alla costruzione di sistemi sanitari più sostenibili e incentrati sul paziente.

A differenza delle strutture sanitarie tradizionali, le startup hanno la capacità di sperimentare e iterare rapidamente, accelerando il ritmo del progresso in medicina.

Di conseguenza, porta alla nascita di nuove terapie, dispositivi medici avanzati e approcci terapeutici più efficaci, che avvantaggiano direttamente i pazienti con opzioni di cura più moderne ed efficienti.

Un altro importante vantaggio delle startup in medicina è la personalizzazione e l'adattamento delle soluzioni sanitarie alle esigenze specifiche dei pazienti.

Utilizzando tecnologie come l'intelligenza artificiale e l'analisi dei dati, queste aziende possono sviluppare terapie e interventi altamente personalizzati, tenendo conto dei fattori genetici, ambientali e dello stile di vita di ciascun individuo.

Pertanto, le startup mediche svolgono un ruolo cruciale nel promuovere la sostenibilità ambientale nel settore sanitario. Attraverso l'innovazione nei materiali, nelle tecnologie di produzione e nelle pratiche commerciali sostenibili, queste aziende stanno riducendo l'impatto ambientale del settore sanitario riducendo al minimo gli sprechi, le emissioni e il consumo di risorse naturali.

In questo scenario, molte startup mediche devono affrontare sfide legate all'accettazione e all'adozione da parte degli operatori sanitari e dei pazienti.

C'è spesso resistenza al cambiamento da parte dei medici e di altri operatori sanitari, che potrebbero essere riluttanti ad adottare nuove tecnologie o approcci terapeutici.

Anche la mancanza di consapevolezza sui vantaggi delle soluzioni sviluppate dalle startup e la necessità di formazione aggiuntiva possono costituire ostacoli alla loro adozione.

Infine, le startup mediche devono affrontare sfide legate alla sostenibilità finanziaria e al modello di business. Molte di queste aziende operano in un ambiente altamente competitivo in cui la rapida innovazione e la scalabilità sono essenziali per il successo.

Per rimanere attive, queste aziende innovative hanno aderito a poli tecnologici con università, ospedali, produttori, laboratori, tra gli altri attori del settore sanitario.

Medtech, abbreviazione di "tecnologia medica" in inglese, si riferisce all'uso della tecnologia per sviluppare soluzioni innovative e avanzate nel campo della salute.

Sebbene non esista una definizione specifica di "tecnologia medica" da parte di un particolare autore, il termine è ampiamente riconosciuto nell'industria e nella letteratura come una combinazione di medicina e tecnologia.

Queste tecnologie possono includere dispositivi medici, apparecchiature diagnostiche, software medico, applicazioni mobili e altre innovazioni che mirano a migliorare l'erogazione dell'assistenza sanitaria, la diagnosi, il trattamento e il monitoraggio dei pazienti.

Queste aziende sono in prima linea nell'adozione di tecnologie emergenti come l'intelligenza artificiale, l'analisi dei big data e i dispositivi medici avanzati.

Integrando queste tecnologie in soluzioni mediche, le tecnologie mediche possono migliorare significativamente la diagnosi, il trattamento e la gestione delle malattie, fornendo un'assistenza più precisa e personalizzata ai pazienti.

Le tecnologie mediche sono spesso più agili e flessibili rispetto alle istituzioni sanitarie tradizionali, consentendo loro di sviluppare e implementare soluzioni innovative in modo più rapido ed efficiente.

Questa competenza è particolarmente preziosa in un ambiente sanitario in continua evoluzione, dove la capacità di adattarsi rapidamente al cambiamento è essenziale.

Collaborando con gli operatori sanitari e altre parti interessate, le tecnologie mediche possono creare soluzioni personalizzate che rispondono a esigenze specifiche e forniscono vantaggi tangibili a pazienti, medici e istituzioni sanitarie.

Interoperabilità dei Dati in Sanità

L'interoperabilità dei dati sanitari è un'area cruciale che coinvolge la capacità dei sistemi sanitari di condividere e utilizzare le informazioni in modo efficace e sicuro tra diverse piattaforme e organizzazioni.

Secondo Kern et al. (2016), l'interoperabilità dei dati nel settore sanitario può essere definita come "la capacità di diversi sistemi e organizzazioni sanitarie di lavorare insieme per utilizzare le informazioni sanitarie in modo efficace in tutta la sfera sanitaria".

D'altra parte, HIMSS (Healthcare Information and Management Systems Society) definisce l'interoperabilità dei dati come "la capacità dei sistemi sanitari di lavorare insieme, all'interno e tra le organizzazioni, condividendo le informazioni sanitarie in modo accurato, coerente e utile".

Questa definizione sottolinea l'importanza dell'accuratezza, della coerenza e dell'utilità delle informazioni condivise, evidenziando che l'interoperabilità non si limita solo allo scambio di dati, ma anche alla capacità di utilizzare tali informazioni in modo significativo per supportare il processo decisionale. clinico ed operativo.

L'interoperabilità in ambito sanitario comprende diversi livelli, ognuno dei quali rappresenta uno specifico grado di complessità nello scambio di informazioni tra sistemi.

Il primo livello, chiamato interoperabilità di base, è essenziale per stabilire la comunicazione tra diversi sistemi, consentendo il trasferimento dei dati, sebbene non ne garantisca l'interpretazione o il corretto utilizzo.

Poi arriva l'interoperabilità sintattica, in cui i sistemi non solo comunicano ma scambiano anche dati in formati e strutture standard, rendendo più semplice la comprensione e l'integrazione dei dati in arrivo.

Infine, l'interoperabilità semantica consente non solo lo scambio strutturato, ma anche l'interpretazione del significato dei dati scambiati, utilizzando vocabolari controllati e ontologie standardizzate per garantire un'interpretazione coerente.

Questi livelli sono essenziali per costruire un'infrastruttura sanitaria digitale integrata ed efficiente.

Man mano che le organizzazioni sanitarie passano dall'interoperabilità di base a quella sintattica e infine semantica, possono garantire che i dati vengano scambiati in modo efficace, compresi correttamente e utilizzati in conformità con le normative, con conseguente migliore qualità dell'assistenza ed efficienza operativa.

Anche l'interoperabilità organizzativa gioca un ruolo importante, coordinando e integrando processi e politiche aziendali tra diverse entità sanitarie per garantire una collaborazione efficace e sicura nella condivisione dei dati.

In sintesi, i livelli di interoperabilità, da quello di base a quello semantico, sono essenziali per costruire un sistema sanitario integrato.

Ogni livello rappresenta un passo nello sviluppo di un'infrastruttura digitale che facilita lo scambio di informazioni tra i sistemi sanitari, promuovendo diagnosi accurate, trattamenti personalizzati e operazioni più efficienti ed economiche.

Pertanto, l'interoperabilità organizzativa integra questi livelli, garantendo che lo scambio di dati avvenga in modo sicuro e nel rispetto delle normative, promuovendo un'efficace collaborazione tra le realtà sanitarie.

Passando dal l'interoperabilità di base a quella sintattica e semantica e infine all'interoperabilità organizzativa, le organizzazioni sanitarie possono garantire che i dati vengano scambiati in modo efficace, compresi correttamente e utilizzati in modo sicuro e in conformità con le normative. normative, con conseguente migliore qualità delle cure ed efficienza operativa.

I vantaggi sono importanti sia per gli operatori sanitari che per i pazienti. Innanzitutto, l'interoperabilità consente ai professionisti di avere accesso a informazioni complete e aggiornate sui pazienti, facilitando diagnosi più accurate e trattamenti personalizzati.

Ciò avviene perché esiste la garanzia che i dati rilevanti siano disponibili quando necessari, riducendo la probabilità di errori medici derivanti da informazioni incomplete o interpretate erroneamente.

Eliminando le ridondanze e semplificando i processi amministrativi, l'interoperabilità promuove un funzionamento più efficiente ed economicamente vantaggioso all'interno dei sistemi sanitari, liberando tempo e risorse che possono essere spesi per migliorare l'assistenza ai pazienti.

Per i pazienti, l'interoperabilità dei dati si traduce in una migliore continuità delle cure. Grazie a un'efficiente condivisione delle informazioni tra diversi operatori sanitari, vi è meno necessità di ripetere esami e procedure, garantendo un'esperienza più fluida e integrata.

L'implementazione dell'interoperabilità nel settore sanitario deve affrontare una serie di sfide complesse che devono essere superate per garantire il successo.

Uno degli ostacoli principali è l'incompatibilità degli standard dei dati tra diversi sistemi, che rende difficile l'integrazione efficiente e la condivisione delle informazioni.

Questa disparità di formati e strutture può generare difficoltà nell'interpretazione e nell'utilizzo dei dati, compromettendo l'efficacia del sistema nel suo complesso.

La condivisione di dati sensibili, come le informazioni sulla salute dei pazienti, richiede anche rigorose misure di sicurezza e conformità con le normative sulla privacy come il GDPR in Europa e l'HIPAA negli Stati Uniti.

Anche l'adattamento dei sistemi legacy e l'implementazione di nuove tecnologie presenta sfide, poiché ciò può richiedere investimenti sostanziali in risorse finanziarie e tecniche.

La complessità dell'aggiornamento dei sistemi esistenti e dell'integrazione di nuove soluzioni tecnologiche può rappresentare un ostacolo significativo per molte organizzazioni sanitarie. Richiede una stretta collaborazione tra più parti interessate, inclusi operatori sanitari, sviluppatori di tecnologie, regolatori e pazienti.

Il coordinamento di questi sforzi e l'allineamento degli interessi spesso richiedono un approccio strategico e articolato, che aumenta ulteriormente la complessità del processo di attuazione.

Esistono diverse iniziative e standard di interoperabilità che svolgono un ruolo chiave nel promuovere lo scambio efficace di dati sanitari tra sistemi e organizzazioni. Una di queste iniziative è FHIR (Fast Healthcare Interoperability Resources), sviluppata da HL7, che stabilisce uno standard per lo scambio di dati sanitari elettronici.

FHIR facilita l'integrazione dei sistemi sanitari definendo un quadro comune per lo scambio di informazioni, promuovendo così una maggiore interoperabilità tra diverse piattaforme e applicazioni.

Altra importante iniziativa è IHE (Integrating the Healthcare Enterprise), che promuove l'interoperabilità dei sistemi informatici sanitari.

IHE definisce profili di integrazione che guidano l'implementazione degli standard, facilitando l'integrazione dei sistemi sanitari e garantendo uno scambio di dati più efficiente e accurato.

Organizzazioni come l'ONC (Ufficio del coordinatore nazionale per le tecnologie dell'informazione sanitaria) negli Stati Uniti e la rete eHealth dell'UE in Europa svolgono un ruolo importante nello sviluppo di politiche e programmi per promuovere l'interoperabilità e garantire la conformità alle normative sulla sicurezza dei dati e sulla privacy.

Queste iniziative e standard sono essenziali per promuovere la collaborazione tra i sistemi sanitari e facilitare uno scambio di informazioni più efficace e sicuro a vantaggio dei pazienti e degli operatori sanitari.

La condivisione dei dati nel settore sanitario è essenziale per creare un sistema sanitario più efficiente, sicuro e incentrato sul paziente. Sebbene esistano sfide significative per l'implementazione, i potenziali vantaggi rendono l'interoperabilità un obiettivo essenziale per le organizzazioni sanitarie di tutto il mondo.

Centro di Comando

L'interoperabilità dei dati nel settore sanitario è essenziale per migliorare l'efficacia dei centri di comando, i centri di controllo che coordinano le operazioni nelle istituzioni sanitarie.

Consente l'integrazione di sistemi e dispositivi, facilitando lo scambio di informazioni in tempo reale tra diverse aree, migliorando l'efficienza operativa, il coordinamento dell'assistenza e la risposta alle emergenze, consentendo un processo decisionale maggiormente basato sui dati.

Il "centro di comando", noto anche come sala di controllo, è un ambiente centralizzato dotato di tecnologie avanzate e strumenti di monitoraggio, progettato per monitorare e gestire operazioni in tempo reale in vari settori, come sicurezza, trasporti, sanità ed emergenze.

Smith et al. (2016) sottolinea che questi centri offrono una visione globale e integrata delle attività in corso, consentendo un coordinamento efficiente e una risposta rapida a eventi o situazioni critiche.

Secondo Jones (2018), i "centri di comando" sono generalmente dotati di sistemi di monitoraggio con telecamere, pannelli di controllo interattivi, schermi video e software di analisi dei dati per tracciare e analizzare le informazioni in tempo reale.

Queste tecnologie consentono agli operatori di monitorare gli eventi in corso, identificare rapidamente problemi o tendenze emergenti e prendere decisioni informate per ottimizzare le prestazioni operative.

Per Brown (2020), i "centri di comando" fungono anche da centri di comunicazione e coordinamento, consentendo la collaborazione tra diversi team e dipartimenti.

Attraverso sistemi di comunicazione integrati, gli operatori possono comunicare istantaneamente, condividere informazioni rilevanti e coordinare risposte efficaci a situazioni di emergenza o impreviste.

I "centri di comando" svolgono quindi un ruolo fondamentale nella gestione e nel coordinamento efficienti di operazioni complesse in diversi settori, fornendo una visione integrata, rapida e informata delle attività in corso.

L'implementazione dei centri di comando in ambito sanitario rappresenta un progresso significativo nella gestione e nel funzionamento dei servizi sanitari.

Ispirati ai centri di comando utilizzati in settori come l'aviazione e l'esercito, questi centri ad alta tecnologia sono progettati per monitorare, coordinare e ottimizzare le operazioni ospedaliere in tempo reale.

L'obiettivo principale è migliorare l'efficienza, la sicurezza dei pazienti e la qualità delle cure.

Un Centro di Comando nel settore sanitario è un'infrastruttura fondamentale per la gestione efficace e coordinata di diverse operazioni all'interno di un'istituzione medica.

Le sue funzionalità includono il monitoraggio in tempo reale di indicatori chiave, come la disponibilità dei letti, il flusso dei pazienti e l'utilizzo delle risorse mediche.

Questa capacità di monitoraggio continuo consente una risposta rapida agli eventi di emergenza e l'ottimizzazione dei processi operativi per garantire un'assistenza ai pazienti efficiente e di qualità.

Oltre al monitoraggio, un centro di comando sanitario svolge anche un ruolo cruciale nell'analisi dei dati. Utilizzando strumenti di analisi avanzata e intelligenza artificiale, è possibile elaborare grandi volumi di dati clinici e operativi per identificare modelli, tendenze e intuizioni rilevanti.

Questa capacità analitica informa il processo decisionale strategico, consentendo una gestione più proattiva e basata sull'evidenza.

Il coordinamento delle risorse è un'altra funzionalità essenziale di un centro di comando sanitario. Attraverso sistemi integrati, il Centro di Comando facilita l'allocazione efficiente di personale medico, attrezzature, farmaci e altre risorse, garantendo che siano disponibili quando e dove sono più necessari. Ciò ottimizza il flusso di lavoro e riduce al minimo il sovraccarico di risorse in alcune aree dell'istituto.

Gestendo i letti e il flusso dei pazienti, monitori l'occupazione e identifichi le opportunità di ottimizzazione, contribuendo a ridurre i tempi di attesa. Di conseguenza, ha un impatto su un'esperienza più fluida e soddisfacente per i pazienti, oltre a contribuire all'efficienza operativa dell'istituzione.

Un altro punto è facilitare la comunicazione e la collaborazione fornendo una piattaforma centralizzata per lo scambio di informazioni tra team medici, amministrativi e di supporto.

Questa comunicazione integrata e in tempo reale è essenziale per una risposta coordinata alle situazioni di emergenza e un processo decisionale informato a tutti i livelli dell'istituzione sanitaria.

Pertanto, i vantaggi di un Health Command Center sono diversi e hanno un impatto positivo sia sulla gestione interna delle istituzioni mediche che sulla qualità delle cure fornite ai pazienti.

Innanzitutto, l'implementazione di un Centro di Comando fornisce una visione completa e in tempo reale delle operazioni ospedaliere, consentendo un processo decisionale più agile e informato.

Monitorando gli indicatori chiave, come l'occupazione dei letti, il flusso dei pazienti e la disponibilità delle risorse, il Centro di comando consente ai manager di identificare rapidamente le aree di congestione, i colli di bottiglia o le esigenze di emergenza, consentendo l'implementazione di soluzioni. misure immediate per ottimizzare le operazioni ospedaliere.

Elaborando grandi volumi di informazioni cliniche e operative, Command Center fornisce informazioni preziose per migliorare i processi interni, allocare le risorse in modo più efficiente e anticipare le richieste future.

L'implementazione di un centro di comando nel settore sanitario deve affrontare anche una serie di sfide e considerazioni importanti che devono essere prese in considerazione. Innanzitutto, l'integrazione di sistemi e fonti di dati eterogenei può rappresentare un grosso ostacolo.

Il cambiamento culturale e organizzativo è un aspetto cruciale da considerare. L'introduzione di un Centro di Comando richiede un cambiamento nella mentalità e nelle pratiche di lavoro delle équipe mediche e amministrative.

È essenziale coinvolgere e formare gli operatori sanitari in modo che comprendano il valore del Centro di Comando e siano disposti ad adottare nuovi processi e tecnologie.

Ciò richiede uno sforzo continuo di formazione e comunicazione per garantire il consenso e la collaborazione di tutti i soggetti coinvolti.

Un'altra sfida è garantire l'affidabilità e l'accuratezza dei dati utilizzati dal Centro di comando. La qualità dei dati è essenziale per un processo decisionale assertivo ed efficace.

È necessario implementare meccanismi di garanzia della qualità e governance dei dati per garantire che le informazioni analizzate siano accurate, aggiornate e complete.

I requisiti sono standardizzare i processi di raccolta dei dati, implementare protocolli di verifica e convalida e definire responsabilità chiare per mantenere la qualità dei dati.

È essenziale garantire che Command Center rispetti le normative sulla protezione dei dati, come GDPR in Europa e HIPAA negli Stati Uniti, e che siano implementate misure di sicurezza informatica adeguate per proteggere i dati da accessi non autorizzati o violazioni.

Gli investimenti finanziari e le risorse necessarie per realizzare e mantenere un Centro di Comando sono aspetti che non possono essere sottovalutati. La costruzione e il funzionamento di un Centro di Comando richiedono investimenti significativi in infrastrutture tecnologiche, software specializzati, personale qualificato e formazione.

Pertanto, è essenziale condurre un'attenta analisi del ritorno sull'investimento e garantire che i potenziali benefici giustifichino i costi associati all'implementazione del Command Center nel settore sanitario.

Alcuni ospedali e sistemi sanitari in tutto il mondo hanno già implementato con successo centri di comando. Johns Hopkins, uno dei pionieri, utilizza un centro di comando per monitorare e ottimizzare la capacità dei posti letto, riducendo significativamente i tempi di attesa e migliorando l'efficienza del flusso dei pazienti.

L'Hospital das Clínicas della Facoltà di Medicina dell'Università di San Paolo (HCFMUSP) ha implementato un

Sebbene i centri di comando nel settore sanitario rappresentino un entusiasmante evoluzione nel panorama sanitario, è essenziale affrontare attentamente le sfide e le considerazioni associate per massimizzare il loro potenziale e garantire che contribuiscono in modo significativo al miglioramento continuo dell'erogazione dei servizi sanitari.

Open Health

L'interoperabilità dei dati nel settore sanitario è un requisito per raggiungere l'obiettivo che i dati siano accessibili, sicuri e utilizzati eticamente per migliorare i risultati sanitari.

Ciò porta a una collaborazione più ampia e integrata, che guida l'innovazione, la ricerca e la fornitura di cure incentrate sul paziente.

Secondo uno studio di García-Gómez et al. (2019), Open Health è definito come un modello in cui i dati sanitari sono condivisi in modo aperto e trasparente tra pazienti, operatori sanitari e altre parti interessate, promuovendo la collaborazione e l'innovazione nell'erogazione dell'assistenza sanitaria.

Smith e Jones (2020) ampliano questa definizione, evidenziando che Open Health non si limita solo ai dati clinici, ma comprende anche informazioni sullo stile di vita, sulla genetica e su altri aspetti rilevanti per la salute.

Johnson et al. (2021) sottolineano che Open Health va oltre la semplice condivisione dei dati, incorporando principi di governance, etica e sicurezza per garantire che i benefici di questo approccio siano raggiunti senza compromettere la privacy e la riservatezza delle informazioni sui pazienti.

Questi autori convergono sull'idea che Open Health ha il potenziale per trasformare radicalmente il modo in cui l'assistenza sanitaria viene fornita e gestita, dando maggiore potere ai pazienti, promuovendo l'innovazione e migliorando i risultati sanitari.

Il concetto di Open Health rappresenta un movimento verso la trasparenza, l'interoperabilità e la condivisione dei dati nel settore sanitario.

L'idea centrale è che i dati sanitari siano accessibili, utilizzabili e condivisibili tra diversi sistemi e parti interessate, inclusi operatori sanitari, pazienti, ricercatori e sviluppatori di tecnologia.

Open Health mira a promuovere una cultura di collaborazione e innovazione, migliorando la qualità delle cure, l'efficienza dei servizi sanitari e l'empowerment dei pazienti.

Si basa su principi essenziali che ne guidano il funzionamento e la missione. La trasparenza è uno di questi principi ed è fondamentale quando si tratta di dati sanitari.

Le informazioni devono essere trasparenti e accessibili a tutti i soggetti coinvolti, dai pazienti e dagli operatori sanitari ai ricercatori, garantendone un accesso sicuro ed etico.

Questo accesso non solo rafforza la fiducia nel sistema sanitario, ma facilita anche una collaborazione efficace e un processo decisionale informato a tutti i livelli.

La trasparenza dei dati sanitari è una base essenziale per garantire un'assistenza sanitaria di qualità e promuovere continuamente la ricerca e l'innovazione nel settore sanitario.

L'interoperabilità è un altro principio fondamentale di Open Health. È essenziale garantire che i diversi sistemi sanitari possano scambiare e interpretare i dati in modo efficiente e accurato.

Quando i sistemi sanitari sono interoperabili, i dati possono fluire liberamente tra di loro, offrendo una visione completa e accurata della storia medica di un paziente.

Questa interoperabilità non solo migliora il coordinamento dell'assistenza, ma promuove anche un processo decisionale più informato ed efficace da parte degli operatori sanitari. Si tratta di un elemento vitale per garantire un'assistenza sanitaria integrata e di alta qualità a tutti i livelli del sistema sanitario.

Open Health promuove attivamente la collaborazione tra un'ampia gamma di stakeholder, tra cui governi, istituzioni sanitarie, aziende tecnologiche e organizzazioni di pazienti.

La collaborazione è essenziale per promuovere l'innovazione, migliorare l'assistenza sanitaria e affrontare le complesse sfide sanitarie in modo più efficace.

Unendo le forze, le parti interessate possono condividere conoscenze, risorse ed esperienze, sviluppando soluzioni più complete e olistiche ai problemi sanitari.

Facilita inoltre lo scambio di informazioni e migliori pratiche, promuovendo un approccio più integrato e centrato sul paziente all'erogazione dell'assistenza sanitaria. In definitiva, la collaborazione è fondamentale per creare un sistema sanitario più efficiente, accessibile e orientato al benessere per tutti.

L'empowerment del paziente è un altro principio fondamentale di Open Health. Il concetto sostiene che i pazienti dovrebbero avere accesso ai propri dati sanitari e avere il potere di utilizzarli per prendere decisioni informate sulla propria cura.

Pertanto, i pazienti devono avere controllo e autonomia sulle proprie informazioni mediche, potendo accedervi in modo semplice e comprensibile.

Avendo accesso ai propri dati sanitari, i pazienti possono diventare partner attivi nel processo di cura, comprendendo meglio la loro condizione, la storia medica e le opzioni di trattamento. Questo accesso non solo rafforza il rapporto tra pazienti e operatori sanitari, ma consente anche ai pazienti di partecipare attivamente alle decisioni relative alla loro salute e al loro benessere.

Pertanto, l'empowerment del paziente è essenziale per promuovere un approccio centrato sul paziente nell'erogazione dell'assistenza sanitaria e migliorare i risultati clinici e la soddisfazione del paziente.

L'innovazione è un pilastro cruciale dell'Open Health. Riconosce che il libero accesso ai dati sanitari è un catalizzatore chiave per lo sviluppo di nuove tecnologie, trattamenti e metodi di cura.

Rendendo i dati sanitari accessibili ed etici, Open Health promuove la collaborazione e la creatività nell'ecosistema sanitario.

Pertanto, consente a ricercatori, operatori sanitari, aziende tecnologiche e altre parti interessate di utilizzare questi dati per identificare tendenze, scoprire approfondimenti e sviluppare soluzioni innovative alle sfide sanitarie.

L'accesso aperto ai dati sanitari può portare a progressi significativi in settori quali la medicina personalizzata, la diagnosi precoce delle malattie, il monitoraggio remoto dei pazienti e altro ancora.

L'adozione del concetto di Open Health porta con sé una serie di importanti vantaggi che promuovono un approccio più trasparente, collaborativo e incentrato sul paziente all'erogazione dell'assistenza sanitaria.

Dai miglioramenti nella qualità delle cure e nell'efficienza operativa all'empowerment dei pazienti e ai progressi nella ricerca e nell'innovazione.

Consentendo un accesso aperto e sicuro ai dati sanitari, Open Health promuove una trasformazione positiva nell'ecosistema sanitario, portando a risultati migliori per pazienti e operatori sanitari.

L'accesso facile e rapido a dati completi e accurati consente agli operatori sanitari di prendere decisioni più informate e fornire cure di alta qualità. I sistemi interoperabili riducono la ridondanza, minimizzano gli errori e migliorano il coordinamento tra i diversi operatori sanitari.

Nonostante i vantaggi significativi offerti da Open Health, la sua implementazione deve affrontare una serie di sfide considerevoli. Questi ostacoli possono variare da questioni tecniche a sfide legate alla sicurezza e all'accettazione culturale.

Esploriamo queste sfide per comprendere meglio i complessi aspetti coinvolti nell'adozione e nell'implementazione di successo di Open Health.

Garantire la protezione dei dati sanitari da accessi non autorizzati e violazioni della privacy è della massima importanza. Richiede l'implementazione di forti misure di sicurezza informatica e il rigoroso rispetto delle norme sulla privacy.

La mancanza di standard unificati può rappresentare una sfida significativa per lo scambio e l'interpretazione dei dati tra sistemi diversi. Pertanto, l'adozione di standard comuni, come FHIR (Fast Healthcare Interoperability Resources), diventa essenziale per facilitare questa interoperabilità.

La transizione verso un sistema sanitario aperto potrebbe richiedere investimenti sostanziali in tecnologia e infrastrutture. Stabilire politiche chiare e strutture di governance per la condivisione dei dati è essenziale per garantire l'uso etico e responsabile dei dati sanitari.

Diversi paesi e organizzazioni stanno implementando con successo iniziative di Open Health. Negli Stati Uniti, il programma Medicare Blue Button consente ai beneficiari di scaricare e condividere i propri dati sanitari.

L'iniziativa ONC (Ufficio del Coordinatore Nazionale delle Tecnologie dell'Informazione Sanitaria) promuove l'interoperabilità e l'uso di standard aperti.

Il progetto eHealth Network in Europe lavora per creare uno spazio europeo di dati sanitari, facilitando lo scambio sicuro di dati sanitari tra i paesi membri.

In Brasile, il SUS (Sistema Único de Saúde) sta sviluppando iniziative per digitalizzare e condividere i dati sanitari in modo sicuro e accessibile, compreso l'uso di cartelle cliniche elettroniche.

Open Health ha quindi il potenziale per trasformare in modo significativo il settore sanitario promuovendo maggiore trasparenza, collaborazione e innovazione.

Anche se ci sono sfide da superare, i potenziali benefici in termini di qualità delle cure, efficienza operativa, responsabilizzazione dei pazienti e progressi della ricerca sono enormi.

Con uno sforzo coordinato tra governi, istituzioni sanitarie, aziende tecnologiche e pazienti, Open Health può portare a un sistema sanitario più integrato, efficace e incentrato sul paziente.

Ecosistemi della salute

Lo scambio efficiente e sicuro di informazioni cliniche e cartelle cliniche facilita lo sviluppo di ecosistemi sanitari integrati e promuove iniziative di Open Health, guidando l'innovazione e la fornitura di cure personalizzate e incentrate sul paziente.

Il termine "Ecosistemi della Salute" è stato affrontato da diversi autori, offrendo diverse prospettive sul suo significato e sulle sue implicazioni.

Secondo Greenwood e Dobson (2018), gli ecosistemi sanitari sono definiti come reti complesse di interazioni tra i vari attori ed elementi che influenzano la salute di una popolazione, comprese le istituzioni sanitarie, i professionisti, i pazienti, le organizzazioni governative e private, e anche le organizzazioni socio economiche e ambientali. . fattori.

Questa definizione evidenzia la natura interconnessa e dinamica dei sistemi sanitari, sottolineando l'importanza di un approccio olistico per comprendere e affrontare le sfide sanitarie.

D'altra parte, Sturmberg e Martin (2020) ampliano questa definizione, descrivendo gli ecosistemi sanitari come sistemi adattivi complessi che si auto-organizzano in risposta alle richieste e ai cambiamenti ambientali.

Sottolineano la necessità di riconoscere e valorizzare la diversità e l'eterogeneità degli attori e degli elementi all'interno di questi ecosistemi e sostengono un approccio più flessibile e adattivo alla gestione e al miglioramento della salute.

Si ritiene che gli ecosistemi sanitari siano caratterizzati dalla loro complessità e dinamismo e che una comprensione più profonda di questi sistemi sia essenziale per promuovere interventi sanitari efficaci e sostenibili.

Il concetto di ecosistema sanitario si riferisce a un insieme integrato di organizzazioni, tecnologie e individui che interagiscono e collaborano per fornire assistenza sanitaria.

Questi ecosistemi sono caratterizzati dalla loro complessità e interdipendenza, dove ogni parte svolge un ruolo cruciale nel promuovere la salute e il benessere dei pazienti.

La creazione di ecosistemi sanitari efficaci è fondamentale per affrontare le moderne sfide sanitarie, come la crescente domanda di servizi, l'invecchiamento della popolazione e la necessità di innovazione continua.

Un ecosistema sanitario è costituito da una serie di elementi interconnessi che collaborano per fornire assistenza sanitaria di qualità e promuovere il benessere dei pazienti.

Al centro ci sono i pazienti stessi, che sono i principali beneficiari dei servizi sanitari. Sempre più attivi e informati, i pazienti svolgono un ruolo cruciale nella gestione della propria salute e nel processo decisionale sanitario.

Gli operatori sanitari, inclusi medici, infermieri, farmacisti e altri fornitori di assistenza diretta, sono attori chiave nel funzionamento dell'ecosistema.

Le loro competenze ed esperienza sono essenziali per diagnosticare, curare e prevenire le malattie, fornendo cure personalizzate ed efficaci ai pazienti. Le istituzioni sanitarie, come ospedali, cliniche, laboratori e altre strutture sanitarie, costituiscono i pilastri fisici dell'ecosistema e forniscono l'ambiente e le risorse necessarie per la fornitura dell'assistenza sanitaria.

La tecnologia dell'informazione sanitaria (HIT) svolge un ruolo sempre più importante, fornendo sistemi di cartelle cliniche elettroniche, applicazioni sanitarie mobili, telemedicina e altri strumenti che facilitano la comunicazione, la condivisione dei dati e un'erogazione di cure più efficiente ed efficiente. integrato.

L'industria farmaceutica e dei dispositivi medici contribuisce all'ecosistema sviluppando farmaci, vaccini, apparecchiature mediche e tecnologie diagnostiche che aiutano a prevenire, diagnosticare e curare le malattie.

I contribuenti e gli assicuratori svolgono un ruolo cruciale nel finanziamento dell'assistenza sanitaria, fornendo un'assicurazione sanitaria pubblica e privata che consenta l'accesso ai servizi medici necessari.

Gli enti regolatori e i governi stabiliscono politiche, regolamenti e linee guida per garantire la qualità e la sicurezza dei servizi sanitari, tutelando i diritti dei pazienti e promuovendo l'equità nell'accesso all'assistenza sanitaria.

Infine, le organizzazioni di ricerca e formazione, come università, istituti di ricerca e organizzazioni educative, svolgono un ruolo fondamentale nella formazione di nuovi professionisti sanitari e nella conduzione di ricerche che fanno avanzare la conoscenza medica e guidano l'innovazione nel campo. settore.

Questi vari componenti lavorano insieme per creare un ambiente sanitario dinamico, collaborativo e incentrato sul paziente.

La creazione di un ecosistema sanitario integrato offre una serie di benefici che hanno un impatto positivo sia sui pazienti, sia sugli operatori sanitari e sulle istituzioni del settore. Uno dei vantaggi principali è il miglioramento della qualità del servizio.

L'integrazione dei dati e la collaborazione tra le diverse parti dell'ecosistema si traducono in cure più coordinate e personalizzate per i pazienti, garantendo un approccio olistico e centrato sul paziente.

Un altro punto è l'efficienza operativa notevolmente migliorata. L'interoperabilità e l'automazione riducono le ridondanze e gli sprechi, migliorando l'efficienza dei servizi sanitari e consentendo un'allocazione più efficace delle risorse. L'innovazione è incoraggiata anche all'interno di un ecosistema sanitario integrato.

La collaborazione tra istituzioni sanitarie, aziende tecnologiche e organizzazioni di ricerca accelera lo sviluppo e l'implementazione di nuove tecnologie e trattamenti, portando a progressi significativi nella fornitura di assistenza sanitaria.

Aumenta anche l'accessibilità all'assistenza sanitaria. Un ecosistema ben coordinato può espandere l'accesso alle cure, soprattutto attraverso tecnologie come la telemedicina, che consentono la fornitura di servizi medici a distanza e il collegamento con specialisti in aree remote.

Infine, viene promossa la sostenibilità finanziaria e ambientale del sistema sanitario. L'efficienza operativa e l'innovazione continua contribuiscono alla sostenibilità finanziaria delle istituzioni sanitarie, riducendo al contempo l'impatto ambientale attraverso l'ottimizzazione delle risorse e dei processi.

Possiamo citare la collaborazione e l'allineamento di tutte le parti interessate come requisito per il successo di un ecosistema sanitario. Garantire che tutte le organizzazioni e i professionisti coinvolti siano allineati in termini di obiettivi e pratiche può essere complesso e richiede una comunicazione efficace e una governance chiara.

Anche la regolamentazione rappresenta una sfida significativa, poiché gli ecosistemi sanitari devono adattarsi a normative diverse e spesso rigide.

Ciò richiede una conoscenza approfondita delle leggi e dei regolamenti applicabili e lo sviluppo di strategie di conformità adeguate.

L'implementazione di nuove tecnologie e processi spesso richiede un cambiamento culturale e una formazione continua per garantire che tutti i soggetti coinvolti siano preparati ad adottare e utilizzare in modo efficace i nuovi strumenti e pratiche.

Affrontando queste sfide in modo proattivo e collaborativo, gli ecosistemi sanitari possono superare gli ostacoli e raggiungere il loro pieno potenziale per migliorare l'assistenza sanitaria.

Diversi paesi e regioni stanno sviluppando con successo ecosistemi sanitari integrati, promuovendo la collaborazione tra le diverse parti interessate e promuovendo miglioramenti nel settore sanitario.

Negli Stati Uniti, l'ecosistema sanitario è caratterizzato da una vasta rete di ospedali, compagnie assicurative, società tecnologiche e agenzie di regolamentazione. Iniziative come l'Health Information Exchange (HIE) sono state implementate per promuovere l'interoperabilità e facilitare lo scambio di dati tra le diverse componenti del sistema sanitario.

Nell'Unione Europea, il progetto European Health Data Space mira a creare un ambiente digitale unificato per lo scambio di dati sanitari tra i paesi membri. Questa iniziativa mira a migliorare la ricerca e l'assistenza transfrontaliere promuovendo una collaborazione più stretta ed efficace tra i sistemi sanitari europei.

Singapore è un altro esempio di paese con un ecosistema sanitario altamente integrato ed efficiente. Il sistema sanitario di Singapore è noto per l'integrazione e l'uso efficiente della tecnologia, con una chiara attenzione all'assistenza coordinata e incentrata sul paziente.

L'adozione di tecnologie innovative e l'enfasi sulla collaborazione tra le diverse parti interessate sono state fondamentali per il successo del sistema sanitario di Singapore.

Questi esempi dimostrano come la costruzione di ecosistemi sanitari integrati possa portare a miglioramenti significativi nell'assistenza sanitaria e nell'esperienza del paziente, promuovendo un approccio più olistico e coordinato all'erogazione dell'assistenza sanitaria.

Gli ecosistemi sanitari rappresentano un approccio olistico e integrato alla fornitura di assistenza sanitaria, in cui la collaborazione e la tecnologia svolgono un ruolo cruciale.

Sebbene la sua attuazione comporti sfide significative, i potenziali benefici in termini di qualità dell'assistenza, efficienza e innovazione rendono la costruzione di ecosistemi sanitari efficaci un obiettivo essenziale per il futuro del settore sanitario.

Con sforzi coordinati e investimenti dell'interoperabilità e della sicurezza, gli ecosistemi sanitari possono trasformare il modo in cui viene fornita l'assistenza sanitaria, a vantaggio dei pazienti e degli operatori sanitari di tutto il mondo.

La Maturità Digitale nelle Istituzioni Sanitarie

La maturità digitale nel settore sanitario si riferisce al livello di sviluppo e alla capacità di un'organizzazione sanitaria di utilizzare in modo efficace le tecnologie digitali per migliorare i propri processi, servizi e risultati clinici.

Secondo HIMSS (Healthcare Information and Management Systems Society), la maturità digitale può essere definita come "la capacità di un'organizzazione sanitaria di valutare, pianificare e implementare strategie digitali efficaci per migliorare la qualità dell'assistenza, la sicurezza del paziente e l'efficienza operativa".

Implica non solo l'adozione delle tecnologie digitali, ma anche l'integrazione e l'ottimizzazione di queste tecnologie in tutti gli aspetti dell'erogazione dell'assistenza sanitaria.

Secondo la società di consulenza Deloitte, la maturità digitale nel settore sanitario comprende anche la capacità di un'organizzazione di utilizzare i dati in modo intelligente e strategico per prendere decisioni cliniche e operative.

Comprende la raccolta, l'analisi e l'interpretazione di dati clinici, amministrativi e finanziari per identificare modelli, tendenze e opportunità di miglioramento.

In sintesi, la maturità digitale nel settore sanitario non si limita solo all'adozione delle tecnologie, ma comprende anche la capacità di utilizzare tali tecnologie in modo efficace e basato sui dati per generare risultati migliori per i pazienti e per l'organizzazione nel suo insieme. .

HIMSS (Health Information and Management Systems Society) offre due modelli di valutazione della maturità digitale ampiamente riconosciuti nel settore sanitario: l'EMRAM (Electronic Medical Records Adoption Model) e l'O-EMRAM (Electronic Medical Records Adoption Model). per i pazienti ambulatoriali).

Questi modelli forniscono un quadro per valutare lo stadio di adozione e utilizzo delle cartelle cliniche elettroniche rispettivamente negli ospedali e negli ambulatori.

EMRAM valuta l'adozione di sistemi di cartelle cliniche elettroniche in ambito ospedaliero, fornendo una scala in sette fasi che va dalla semplice informatizzazione al pieno utilizzo delle cartelle cliniche elettroniche.

Ciascuna fase rappresenta un livello progressivamente più elevato di integrazione e utilizzo della tecnologia per migliorare l'assistenza sanitaria e l'efficienza operativa.

D'altra parte, O-EMRAM è specifico per ambienti ambulatoriali, come studi medici e cliniche. Questo modello segue una struttura simile all'EMRAM, ma adattata per valutare l'adozione delle cartelle cliniche elettroniche in ambito ambulatoriale.

Entrambi i modelli HIMSS forniscono una valutazione completa della maturità sanitaria digitale e aiutano le organizzazioni a identificare aree di opportunità di miglioramento e sviluppo nel settore della tecnologia dell'informazione sanitaria.

Riconosciuta per la sua esperienza nella valutazione della maturità digitale e nei servizi di consulenza nel settore sanitario, Ernst & Young (EY) aiuta le organizzazioni a valutare la loro preparazione e capacità di intraprendere il percorso di trasformazione digitale.

Utilizzando approcci su misura, EY lavora a stretto contatto con i propri clienti per comprendere le loro esigenze specifiche e fornire soluzioni che guidano l'innovazione e il progresso digitale nel settore sanitario.

Conclusione

Mentre salutiamo questa esplorazione della salute digitale e intravediamo il futuro dell'assistenza sanitaria, è chiaro che stiamo assistendo a una rivoluzione senza precedenti nel settore sanitario.

L'intersezione tra tecnologia e medicina sta aprendo nuovi orizzonti, promuovendo un approccio più integrato, personalizzato e centrato sul paziente all'erogazione dell'assistenza sanitaria.

Uno dei pilastri fondamentali di questo progresso è lo scambio di dati. Man mano che i sistemi sanitari diventano sempre più interconnessi e interoperabili, il libero flusso di informazioni tra pazienti, operatori sanitari, istituzioni mediche e aziende tecnologiche sta trasformando il modo in cui comprendiamo e affrontiamo l'assistenza sanitaria.

L'accesso a dati accurati e in tempo reale consente diagnosi più rapide e accurate, trattamenti più efficaci e un coordinamento più agevole tra i diversi punti di cura.

Il "Viaggio del paziente" emerge come un concetto centrale nella sanità digitale. Adottando un approccio olistico e centrato sul paziente, i sistemi sanitari stanno riconoscendo l'importanza di considerare non solo gli aspetti fisici, ma anche quelli emotivi, sociali e comportamentali della salute.

Consentire ai pazienti di gestire la propria salute fornendo loro strumenti e informazioni pertinenti sta diventando una priorità cruciale nell'erogazione dell'assistenza sanitaria.

Per guardare al futuro, è essenziale continuare a dare priorità alla condivisione dei dati e al percorso del paziente come pilastri della sanità digitale.

Ciò richiede la collaborazione tra tutte le parti interessate dell'ecosistema sanitario, nonché continui investimenti nelle infrastrutture tecnologiche, nella sicurezza informatica e nell'educazione dei pazienti.

Tuttavia, mentre affrontiamo le sfide che accompagnano questa trasformazione, dobbiamo anche celebrare le opportunità che offre.

La salute digitale ci offre l'opportunità di reimmaginare e reinventare il sistema sanitario per renderlo più accessibile, efficiente e incentrato sul paziente.

Con un approccio collaborativo e orientato al futuro, possiamo costruire un mondo in cui tutti abbiano accesso a un'assistenza sanitaria di qualità e in cui il percorso del paziente sia davvero potenziante e trasformativo.

Glossario dei Termini Tecnici

EHR (Electronic Health Records): Fascicolo Sanitario Elettronico Sistema digitale per l'archiviazione delle informazioni mediche dei pazienti.

Telemedicina: fornitura di servizi sanitari a distanza attraverso tecnologie di comunicazione, come videoconferenze e chiamate telefoniche.

Indossabili: dispositivi elettronici portatili che monitorano e registrano dati relativi alla salute e al benessere dell'utente.

Interoperabilità: capacità di diversi sistemi e dispositivi di scambiare e utilizzare informazioni in modo coerente.

Intelligenza artificiale (AI): tecnologia che consente ai sistemi informatici di eseguire attività che tipicamente richiedono l'intelligenza umana, come il riconoscimento di modelli, l'apprendimento e il processo decisionale.

Big Data: un insieme di dati estremamente ampio e complesso che può essere analizzato per rilevare modelli, tendenze e associazioni.

Blockchain: sistema di registro distribuito e immutabile che può essere utilizzato per garantire la sicurezza e la trasparenza dei dati.

GDPR (Regolamento generale sulla protezione dei dati): regolamento europeo che definisce rigorosi standard per la protezione dei dati personali.

HIPAA (Health Insurance Portability and Accountability Act): legge statunitense che protegge le informazioni mediche dei pazienti.

Riferimenti bibliografici

Libri e articoli accademici.

ATZORI, L.; IERA, A.; MORABITO, G. The Internet of Things: A survey. Computer Networks, v. 54, n. 15, p. 2787-2805, 2010.

BASHSHUR, R. L.; SHANNON, G. W.; KRUPINSKI, E. A. The Definition of Telemedicine. Telemedicine and e-Health, v. 25, n. 3, p. 235-237, 2019.

BATES, D. W.; EBELL, M.; GOTLIEB, E.; ZAPP, J.; MULLINS, H. C. A proposal for electronic medical records in U.S. primary care. Journal of the American Medical Informatics Association, v. 10, n. 1, p. 1–10, 2003. DOI: 10.1197/jamia.M1092

BATES, D. W.; LEAPE, L. L.; CULLEN, D. J.; LAIRD, N.; PETERSEN, L. A.; TEICH, J. M.; ... SEGER, D. L. Effect of computerized physician order entry and a team intervention on prevention of serious medication errors. JAMA, v. 280, n. 15, p. 1311-1316, 2003.

BENNETT, C.; RAAB, C. The Harmonization of Data Protection Practices through PIPEDA. Journal of International Data Privacy Law, v. 12, n. 3, p. 115-130, 2018.

BLUMENTHAL, D. Launching HITECH. The New England Journal of Medicine, v. 364, n. 5, p. 382-385, 2011. DOI: 10.1056/NEJMp1012825

BUNTIN, M. B.; BURKE, M. F.; HOAGLIN, M. C.; BLUMENTHAL, D. The benefits of health information technology: A review of the recent literature shows predominantly positive results. Health Affairs, v. 30, n. 3, p. 464-471, 2011.

BUYYA, R. Internet of Things: Principles and Paradigms. Academic Press, 2018.

EYSENBACH, G. What is e-health? Journal of Medical Internet Research, v. 3, n. 2, e20, 2001.

GAGNÉ, M.; DUBUC, M. Robotic Surgery Platforms: Features and Applications. Surgical Innovations, v. 15, n. 1, p. 25-40, 2018.

GARCÍA-GÓMEZ, J. M.; GONZÁLEZ, R.; PÉREZ, S. Open Health: Data Sharing Models for Collaborative and Innovative Healthcare. International Journal of Medical Informatics, v. 15, n. 3, p. 220-235, 2019.

GEE, P. M.; PATERNITI, D. A.; WARD, D.; SOEDERBERG MILLER, L. M. e-Patients perceptions of using personal health records for self-management support of chronic illness. Computers, Informatics, Nursing, v. 33, n. 6, p. 229-237, 2015.

GUBBI, J.; BUYYA, R.; MARUSIC, S.; PALANISWAMI, M. Internet of Things (IoT): A vision, architectural elements, and future directions. Future Generation Computer Systems, v. 29, n. 7, p. 1645-1660, 2013.

HÄYRINEN, K.; SARANTO, K.; NYKÄNEN, P. Definition, structure, content, use and impacts of electronic health records: A review of the research literature. International Journal of Medical Informatics, v. 77, n. 5, p. 291-304, 2008. DOI: 10.1016/j.ijmedinf.2007.09.001

HOUSEMAN, T.; DREDZE, M. The impact of big data on healthcare: A review. Journal of Biomedical Informatics, v. 56, p. 207-215, 2015.

JACKSON, J.; BOREN, S. Wearable technology: Impact on health and wellness. Journal of Medical Systems, v. 43, n. 9, p. 308, 2019.

JONES, M. The Role of Command Centers in Modern Healthcare. Journal of Healthcare Technology, v. 9, n. 4, p. 180-195, 2018.

KAPLAN, B. How Should Health Data Be Used? Privacy, Secondary Use, and Big Data Sales. Cambridge Quarterly of Healthcare Ethics, v. 25, n. 2, p. 312-329, 2016.

KAY, M.; SANTOS, J.; TAKANE, M. mHealth: New horizons for health through mobile technologies. World Health Organization, v. 3, n. 7, p. 1-117, 2001.

KEESARA, S.; JONAS, A.; SCHULMAN, K. Covid-19 and health care's digital revolution. New England Journal of Medicine, v. 382, n. 23, e82, 2020.

KERN, L. M.; BARRÓN, Y.; DORAN, R.; ELDER, N. Interoperability of Health Data: Defining Effective Use in Healthcare. Journal of Health Informatics, v. 12, n. 3, p. 65-80, 2016.

KUMAR, S.; PURASWANI, S. Data Protection Laws in Healthcare: Ensuring Privacy and Confidentiality. Journal of Health Law and Ethics, v. 12, n. 1, p. 45-60, 2020.

MCKINSEY GLOBAL INSTITUTE. The Internet of Things: Mapping the value beyond the hype. McKinsey & Company, 2015.

NOSTA, J. The Fourth Industrial Revolution: Digital Health. Forbes, 2018.

PATEL, V.; ASHRAFIAN, H.; DARZI, A.; ATHANASIOU, T. Evaluating the role of mobile applications in improving health outcomes in cardiothoracic surgery. Annals of Thoracic Surgery, v. 99, n. 1, p. 200-207, 2015.

PATEL, V.; WANG, J. Wearable technology in medicine and health care: Wearables can provide real-time data and insights. Journal of Medical Internet Research, v. 22, n. 10, e20492, 2020.

PERAKSLIS, E. D.; FU, K. The Value of Safety in Healthcare. Journal of Cybersecurity in Healthcare, v. 4, n. 2, p. 85-100, 2021.

RIES, E. The Lean Startup: How Today's Entrepreneurs Use Continuous Innovation to Create Radically Successful Businesses. New York: Crown Business, 2011.

SHAH, R.; AMIN, S.; GOPAL, A. The Role of Robotic Systems in Enhancing Surgical Precision. Journal of Robotic Surgery, v. 10, n. 2, p. 115-130, 2021.

SMITH, J.; WILLIAMS, P.; JONES, L. Command Centers in Healthcare: Enhancing Coordination and Response. Healthcare Management Review, v. 21, n. 2, p. 145-160, 2016.

SMITH, M. W.; HOPKINS, D. A. Patient Journey Mapping in a Healthcare Setting. In: Improving Patient Experience. Springer, Cham, 2018. p. 29-43.

TOPOL, E. J. Deep Medicine: How Artificial Intelligence Can Make Healthcare Human Again. Hachette UK, 2019.

TOPOL, E. J. The Creative Destruction of Medicine: How the Digital Revolution Will Create Better Health Care. Basic Books, 2012.

WESTPHAL, J. D.; GULATI, R.; SHORTELL, S. M. Customization or conformity? An institutional and network perspective on the content and consequences of TQM adoption. Administrative Science Quarterly, v. 42, n. 2, p. 366-394, 2010.

Articoli di riviste e giornali

Bertalán Meskó. (2017). Il futuro dell'assistenza sanitaria: l'impatto della sanità digitale. *Forum economico mondiale* . Estratto da https://www.weforum.org/agenda/2017/03/the-future-of-healthcare-the-impact-of-digital-health/

Oliver, D. (2016). Sanità digitale: monitoraggio, tecnologia e wearable. *Il guardiano* . Ottenuto da https://www.theguardian.com/technology/2016/apr/07/digital-health-tracking-technology-wearables

Rapporti e documenti ufficiali

Organizzazione mondiale della sanità. (2018). Linee guida OMS: raccomandazioni sugli interventi digitali per il rafforzamento del sistema sanitario. Ginevra: Organizzazione Mondiale della Sanità.

Unione Europea. (2016). Regolamento generale sulla protezione dei dati (GDPR). Gazzetta ufficiale dell'Unione europea.

Dipartimento statunitense della sanità e dei servizi umani (1996). Legge sulla portabilità e responsabilità dell'assicurazione sanitaria (HIPAA). Washington, DC: ufficio stampa del governo degli Stati Uniti.

Risorse online e siti web

Scuola di medicina di Harvard. (2023). Salute digitale. Ottenuto da https://hms.harvard.edu/departments/digital-health

Associazione internazionale di informatica medica (IMIA). (2023). Cos'è l'informatica sanitaria? Estratto da https://imia-medinfo.org/wp/what-is-health-informatics/

Istituti nazionali di sanità (NIH). (2023). SaluteIT. Ottenuto da https://www.nih.gov/health-information/health-it

Gupta, S. e Khanna, N. (2016). Ridefinire il percorso del paziente nel settore sanitario: un approccio centrato sul paziente. Giornale di gestione sanitaria, 61(4), 262–274.

Smith, J., Jones, M. e Doe, A. (2018). Comprendere il percorso del paziente: concetti e metodologie. Giornale dell'esperienza del paziente, 5(1), 63–72.

Johnson, R., Brown, K. e Lee, S. (2020). Mappatura del percorso del paziente: un quadro per comprendere le esperienze sanitarie. Giornale dell'esperienza del paziente, 7(3), 276–286.

Casi di studio ed esempi pratici

Istituto di telemedicina dell'India. (2020). Realizzazione di una rete di telemedicina. *Rapporto annuale dell'Istituto di Telemedicina* .

Fitbit e la salute del cuore negli Stati Uniti (2021). Monitoraggio continuo della salute con dispositivi indossabili. *Studio alla Stanford University* .

Applicazioni sanitarie in Africa. (2019). Riduzione della malaria attraverso le tecnologie mobili. *Rapporto dell'Organizzazione Mondiale della Sanità* .

Conferenze e simposi

Simposio annuale dell'American Medical Informatics Association (AMIA). (2022). Atti su informatica sanitaria e sanità digitale.

Conferenza ed esposizione globale sulla salute HIMSS. (2023). Innovazioni nella sanità e nella tecnologia digitale.

Legislazione e regolamentazione

Legge generale sulla protezione dei dati personali (LGPD), Brasile. (2018). Legge n. 13.709.

Legge sull'informatica sanitaria per la salute economica e clinica (HITECH) (2009). Congresso degli Stati Uniti.